치매, 알면 길이 보인다

치매의 안전지대를 찾아서

치매, 알면 길이 보인다

초 판 1쇄 2019년 12월 18일
초 판 2쇄 2020년 12월 24일

지은이 안인숙
펴낸이 류종렬

펴낸곳 미다스북스
총괄실장 명상완
책임편집 이다경
책임진행 박새연, 김가영, 신은서, 임종익

등록 2001년 3월 21일 제2001-000040호
주소 서울시 마포구 양화로 133 서교타워 711호
전화 02) 322-7802~3
팩스 02) 6007-1845
블로그 http://blog.naver.com/midasbooks
전자주소 midasbooks@hanmail.net
페이스북 https://www.facebook.com/midasbooks425

© 안인숙, 미다스북스 2019, *Printed in Korea*.

ISBN 978-89-6637-747-3 13510

값 **15,000원**

치매, 알면 길이 보인다

치매의 안전지대를 찾아서

안인숙 지음

미다스북스

•

치매, 알면 길이 보인다

대자연은 종합병원이요. 당신의 두 다리가 의사입니다!
- 대한걷기연맹 회장 이강옥 -

비가 내린다. 겨울비다. 어둠을 뚫고 쏟아지는 빗줄기를 바라다본다.
가로등 불빛에 흩어지는 방울들이 오렌지빛으로 쏟아진다. 천둥과 번개
를 동반한 빗줄기는 마치 장맛비같이 쏟아진다. 겨울비이기보다 가뭄을
해갈해주는 단비 같은 느낌이다. 우리 인생에도 가뭄에 단비 같은 시절
이 있었다. 가물어 메마른 땅에 도대체 무엇이 자랄까 생각했는데 그곳
에서 수확한 고구마는 무척이나 달고 맛있었다.

그와 반대로 비옥한 옥토에 더 잘되라고 화학비료를 맘껏 주면서 사랑
을 아끼지 않고 퍼부었건만 비바람을 몰고 온 태풍에 곡식이 쓰러져 애

를 태우는 일도 있었다. 무엇이든지 지나치면 과욕이 되어 넘쳐버린다. 욕심을 버리면 평화가 찾아온다.

건강을 위하여 챙겨 먹어야 할 식품 중에 계란이 있다. 계란은 유정란과 무정란으로 나누어진다. 나는 유정란처럼 나누어주는 것을 아는 사람으로 살고 싶다. 나누면서 바로 내가 행복을 느끼는 다소 반비례의 법칙이다. 의미를 찾으면 찬란해지는 것이 삶이다. 행복은 멀리 있지 않고 나와 지근거리에 있다. 기적은 억지로 만들어서 일어나지 않는다. 쌓인 흙더미 넝쿨 속에서 피어나는 장미는 얼마나 아름답고 고귀한가.

백화점의 귀금속 매장에 진열되어 있는 다이아몬드는 빛나지 않는다. 내 손가락에 끼워져 햇빛과 만나면 보석은 그야말로 눈부시게 빛난다.

21세기를 살면서 우리는 3가지 중요한 과제와 함께해야 할 운명에 처했다. 첫째는 AI와의 싸움이다. 이미 기계가 인간을 대신해주는 시대를 우리는 살아가고 있다. 2016년 세계적인 관심을 모았던 이세돌과 알파고의 바둑 대결은 이제 우리 삶 깊숙이 AI가 현실을 지배하고 있음을 일깨워주었다. 이미 로봇이 없으면 살기 힘든 시대를 살아가고 있다.

두 번째는 인구의 노령화와 저출산이다. 우리는 원하든 원하지 않든 이제 백세 시대에 진입했다. 현재의 40대는 운이 나쁘면 120살을 살아야 한다. 더 나쁘면 130살을 살아야 한다. 노인 복지가 잘 확립된 상황에서 국민 장수 시대가 오면 얼마나 좋을까마는 대한민국의 현실은 그렇지 못하다. 연금이 절대적으로 부족하다. 이제까지 살아온 세월보다 반세기도 넘는 세월을 무엇으로 사는가 말이다. 노인 빈곤율과 자살률이 OECD국가 중에서 상위권에 링크되어 있다.

2006년 참여정부는 비전2030 계획을 세워 실행하려 했다. 경제발전계획+성장과 복지의 동반 성장을 내세운 계획이었다. 이 계획 속에는 '노인수발보험 노인 인구의 12.1%로 확대 적용(2030)', '국민연금계획'이 포함되어 있었다. 당장의 성장보다는 20~30년 후를 바라다본 훌륭한 계획이었다. 그러나 안타깝게도 이 계획은 실현되지 못하였다. 역사에 만약에는 없다지만 혹시라도 비전2030 계획이 잘 실행되었더라면 지금쯤 어느 정도의 기본 틀이 잡혀 있을 것이란 아쉬운 마음이다. (2030년까지 한국은 유럽을 따라잡는 복지국가가 되리라는 꿈!)

세 번째 치매와의 전쟁이다. 2019년 치매 환자수는 70만 명을 넘어섰다. 이는 보건소나 치매안심센터에 등록되어 있는 숫자에 불과하다. 샤이 치매 환자수도 많이 있을 것으로 보고 있다. 2022년이 되면 치매 환자가 100만 명을 넘을 것으로 전문가들은 예측하고 있다.

　다행히 정부에서는 치매국가책임제를 발 빠르게 수립하여 실시하고 있다. 하지만, 아직 사각에 놓여 있는 환자가 많은 형편이다. 우리나라 복지 지출은 경제협력개발기구(OECD) 회원국 중 하위권에 머물고 있다. 그중에서도 노인 복지는 단연 꼴찌 수준으로 복지 예산은 계속 늘려야 맞다. 현실적 문제는 지난 몇 년 동안 복지 지출이 OECD 국가들 중 가장 빠르게 증가되었다는 데 있다. 특정 부문 지출이 급증하면 국가 재정에 과부하가 걸리는 것이 불가피하다. 이에 대한 국민의 이해를 구하고 합의를 도출하는 노력은 반드시 필요하다고 본다. 다행히도 지난 몇 년 동안 복지 논쟁이 계속되면서 국민들도 이를 이해하기 시작했을 뿐만 아니라 복지 혜택을 잘 받아들이고 있다.

　나의 꿈은 작가였다. 그러나 지금이 아닌 훗날의 꿈이었다. 마당 넓은 집을 짓고 그곳에서 책을 실컷 읽으며 글을 쓰는 것이었다. 넓은 마당에는 아름드리 나무와 화초를 심고 장독대에는 된장과 고추장 발효식품들을 담아 놓고 찾아오는 지인들에게 작은 항아리에 잘 익은 된장과 고추장을 담아 선물로 주는 것이었다. 이렇듯 그려놓았던 설계도의 그림이 앞당겨졌다.

그림자처럼 내 곁을 지키며 서 있었던 가족들 덕분에 한 권의 책으로 엮어질 수 있었던 『치매, 알면 길이 보인다』를 세상에 내놓는다. 한편으로는 속살을 내보이는 것처럼 부끄러운 마음이다. 하지만 어두운 거리를 혼자 걷지 않도록 치매 치유의 길 안내자가 되고자 한다.

지나치듯 스쳐가듯 숱한 사람들을 만난다. 때로는 사람 많은 거리에서 어깨를 부딪치며 지나가기도 하고 우연한 인연으로 지인이 되는 경우도 있다. '치매, 알면 길이 보인다'란 제목을 직접 지어주고 글을 쓸 수 있도록 지도해주신 〈한책협〉의 김태광 대표님께 머리 숙여 감사를 전한다. 김태광 대표님이 아니었으면 이 책은 나올 수 없었다. 김태광 대표를 만난 것이 인생 최대의 행운이었다. 수고하고 애써주신 미다스북스 출판사에도 감사를 전한다. 글을 쓰는 저녁나절이면 밥 굶지 말라고 저녁밥과 간식을 챙겨준 지윤언니, 따뜻하게 입고 쓰라고 코트를 사준 명애언니, 없는 시간을 쪼개어 글을 검수해준 영원한 친구 경복이에게도 나의 진한 마음의 편지를 건넨다. 나이는 어리지만 항상 나의 힘이 되어주는 지우 맘에게 고마움을 전하며 수술 후 회복기에 있는 지우아빠의 쾌유를 기도 드린다. 부르면 언제나 달려와 준 복순, 동순, 정숙언니에게도 고마움을 전한다.

청춘은 시들었다. 그러나 사랑은 간절한 기도로 당신을 향해 타오르는 촛불이다. 이제부터 가난과 독재와 맞서 싸우시고 대한민국을 선진국으로 진입시킨 이 세상 모든 어르신들의 축복된 시간이다. 어르신들의 치매 없는 행복하고 건강한 삶을 응원하며 추위를 녹여주는 따뜻한 차 한 잔을 당신께 드린다.

2019년 12월의 비오는 날
안인숙

목차

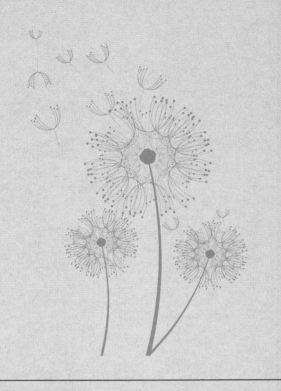

1장 혹시, 내가 치매가 아닐까?

1. 당신도 치매에 걸릴 수 있다

> 행운은 마음의 준비가 있는 사람에게만 미소를 짓는다.
> - 파스퇴르

치매 없는 삶을 위하여

우리가 살면서 평생 질병 없이 살 수 있다면 얼마나 좋을까? 모든 이의 희망사항일 것이다. 그러나 자의든 타의든 내부적이거나 외부적이거나 병에 감염될 확률이 항상 존재하는 게 우리가 사는 세상이다. 허공에는 공기와 함께 여러 종류의 바이러스가 떠다니고 있고 바닥에도 이름 모를 오염 물질들과 각종 세균이 함께 공존한다. 다행히 우리의 몸 안에는 이런 세균이나 병원체와 싸워서 이겨내는 면역체들이 있다. 이 면역은 자연 생성되기도 하고 나도 모르게 몸속으로 침입한 균과 싸워서 형성되기도 한다. 인위적인 방법으로는 예방접종이 있다.

그러나 아쉽게도 치매에는 이 모두가 적용되지 않는다. 우리 스스로 예방해야 하는 방법밖에 없다. 그러므로 사는 동안 어떻게 하면 치매 없이 건강한 한평생을 보낼 수 있을까가 모두의 숙제인 셈이다.

오늘 나의 모습은 어제까지 내가 살아온 삶의 결과라 할 때 건강한 몸이 되기 위하여 무엇을 어떻게 해야 할지 고민하지 않을 수 없다. 특히 요즘 문제가 되면서 사회적 국가적 과제인 치매가 더욱 그렇다. 오죽하면 어르신들이 '암보다 무서운 게 치매'라고 하지 않나. 암은 걸리면 수술을 하거나 방사선 치료를 하면 완치될 수 있다는 희망이 있는데 치매란 병은 도무지 원인도 모른다. 약을 먹으면 진행 속도는 늦출 수 있다는데 뚜렷한 치료 방법이 나온 것도 아니고 그저 답답한 마음뿐이다. 치매 환자는 하루가 다르게 증가하는 추세이다.

현재 치매 환자는 70만 명이 넘는다. 전문가들은 2024년이 되면 100만 명이 될 것이라고 예상한다. 내 가족은 물론 나도 치매에 안 걸린다는 보장이 없다. 이 글을 쓰는 나도 포함해서다. 실제로 우리 시아버님도 현재 치매를 앓고 계시다. 치매에 걸려 헛소리 헛손질하는 사람들이 자꾸만 늘어가는 데 비례해서 나의 걱정도 커질 수밖에 없다. 그렇다고 수수방관으로 그냥 지낼 수는 없지 않은가? 그렇다면 어떻게 살아야 치매 없이 한평생을 건강하게 살다가 천수를 누리고 행복하게 눈 감을 수 있을까?

우리의 평균 수명은 이제 80세를 넘기었다. 운이 나쁘면 100세나 100세를 넘게 살아야 할 수도 있다. 산업화 시대에는 아이를 너무 많이 낳는다고 그만 낳으라고 했는데, 이제는 노인 인구는 많아지는데 저출산으로 인하여 노인들을 부양해야 할 젊은이들이 부족해서 걱정이다. 복지국가로 가는 길을 위해서도 저출산을 극복하는 것이 우선이다. 그러려면 사회가 안정되어야 한다. 그래야 젊은이들의 취업의 문도 넓어지고 결혼하여 출산율도 높아지리라.

치매를 걱정하는 사람들이 점점 늘어간다. 혹시 내가 치매가 아닐까 걱정만 하지 말고 먼저 바르게 사는 세상을 만들어보면 어떨까? 넓게는 내가 사는 우리나라가 정치 사회 경제면에서 바르게 섬으로써 다 같이 잘사는 세상이 되어야 하고, 좁게는 내가 사는 지역 사회가 안정되어야 한다. 그러기 위해서는 우리가 사는 주위의 모든 환경을 보호하면서 잘 관리하는 것이 중요하다. 나의 이익에 앞서 우선 사회에 독이 되거나 해가 되는 것은 아닌지 살펴야 한다. 내 아이가 귀하다는 생각에 집안에서만 키울 수는 없는 것 아닌가. 문밖에 나서기도 하고 학교도 가야 하고 현장학습이나 수학여행도 가야 한다. 멀리는 국내·외로 나가야 할 수도 있다. 그러기 위해서는 사회가 먼저 안정되어야 내가 사는 환경도 건강하다는 거다. 치매를 이야기하다가 왜 갑자기 사회와 환경 타령인가 할 수도 있지만 그것들이 기초가 되기 때문이다. 튼튼한 집을 지으려면 먼저 철근과 시멘트로 기초를 튼튼히 다져야 하듯이 건강한 삶을 영위하기 위해서도 기초적인 환경이 중요한 것이다.

A 어르신은 돈이 없어 등잔불도 켜지 못하고 달빛을 찾아다니며 책을 보시고 공부했다. 어느 해 여름날 방 안에서 라디오로 공부하고 있는데 (아마도 지금의 방송통신학교인 듯하다) 의붓 할머니가 찾아와 "저 멀쩡한 놈을 일을 시켜야지, 보물단지인가 방구석에서 뭐 하고 있느냐?"며 소리를 지르고 닦달까지 하다가 악담을 하면서 돌아가기 일쑤였다고 한다. 그래도 어르신은 꾹 참고 공부하여서 종국에는 고위직 공무원으로 정년퇴직하셨다. 성공하니까 제일 먼저 의붓 할머니의 아들들이 찾아와서 돈 좀 마련해달라고 떼쓰는 때도 있었다고 한다. 그런 어르신에게 청천벽력과 같은 치매가 왔다고 보건지소를 찾아온 것이다. 어려서는 없는 살림에 어떻게라도 해서 공부하느라 힘든 시기를 보내며 극복했고, 어른이 되어서는 아버지의 이복형제들에게 시달리며 국가와 민족을 위하여 밤낮을 안 가리고 일하다가 퇴직하여 이제 평안을 누리며 사는가 했더니 치매가 내 발목을 잡는다고 통곡을 하셨다.

우선 치매 조기 검진을 해보았다. 점수가 좀 낮기는 했지만 인지 저하는 아니었다. 어르신께 말씀드렸더니 아주 좋아하시며 함박웃음을 웃으셨다. 살다가 이리 기쁜 날도 있느냐며 춤이라도 출 기세였다. 요즘 들어 자동차 열쇠를 잃어버리는 것은 셀 수도 없었고 자꾸 실수해서 틀림없는 치매라고 생각하셨단다. 그런데 치매가 아니라니 다시 태어난 기분이라고 하셨다. 어르신께 앞으로 고단백의 식사와 녹황색 채소 및 신선한 계절 과일을 충분히 섭취하시고 운동 열심히 하시라고 권해드렸다. 두뇌 운동도 필요하니까 책도 종종 읽으실 것을 말씀드렸더니 이제부터 다시 공부해야겠다고 하셨다. 일기를 쓰겠다고 다짐도 했다. 나는 책도 매일 읽으시고 글도 쓰셔서 인생의 경험담을 책으로 엮으시면 좋을 것 같다고 말씀드렸다. 치매 예방에도 도움이 되고 하니까 꼭 실천하시라고 말씀드렸다.

누구든 가리지 않는 치매

A 어르신만의 이야기가 아니다. 혹시나 치매가 염려된다면 일단 치매 조기 검진부터 받아야 한다. 치매 의심 증상이 없어도 건강 검진처럼 1년에 한 번 조기 검진을 받는 것이 중요하다. 그래야 나도 모르게 침범해 오는 치매에 대하여 미리 예방을 하거나 조기 발견하여 치료를 할 수 있다. 치매 발생을 감소시키는 보호 요인들은 전 생애에 걸쳐서 강화해야 하는데 노년기에도 보호 요인의 강화는 치매 예방에 도움이 된다. 치매의 완전한 예방은 불가능하지만 예방적 노력과 조기에 발견하고 치료하는 것이 치매에 대한 효과적인 접근 방법이라 할 수 있다.

1세대 트로이카 여배우 중 한 명인 윤정희 씨가 10년째 알츠하이머를 앓고 있다는 안타까운 소식이 얼마 전 전해졌다. 자녀와 동생을 구별하기 어려워한다고 한다.

2013년 7월 〈한겨레〉와 인터뷰 도중 기자가 백건우 씨에게 '아내 윤정희는?' 하고 물었다. 그러자 "누구보다 예술가의 생활을 잘 이해해주는 사람이다. 특히 내 음악을 잘 이해해줄 뿐만 아니라 음악 자체를 굉장히 깊이 이해하고 있다. 어떤 때는 나보다도 음악을 더 사랑하는 것 같다."고 대답했다. 이에 윤정희 씨는 "내가 너무 길치여서 항상 어디를 갈 때마다 남편이 손을 잡고 다닌다."라며 밝게 웃었다.

67살에 영화 〈시〉를 찍고 치매 노인 미자를 아름답게 연기했다. 시 쓰기의 성공은 곧 자신의 죽음을 뜻하듯 시를 완성한 뒤 사라진다. 자신을 부정한 뒤 타인들 속으로 사라진 것이다. 영화는 미자의 사라짐이 아름답다고 말한다. 미자의 자기희생을 이상화한 연기를 정말 아름답게 연기한 그녀가 아름다웠다. 이동 중 목적지를 까먹는 등의 기억을 잃게 되는 알츠하이머는 소중한 추억들을 잊게 만들어 세상에서 가장 슬픈 병으로 불리기도 한다.

혹시 내가 치매가 아닐까 걱정이 앞선다면 이제부터라도 신선한 녹황색 채소와 과일과 적당한 단백질의 섭취가 중요하다. 하루하루 스트레스와 피로가 쌓여간다. "당신의 건강은 안녕하신가요?" 누군가 물어온다면 그렇다고 대답할 수 있도록 이제부터 준비해보자.

어쩌면 매일 지겹도록 듣는 말이겠지만 운동은 치매 예방의 필수 조건이다. 돈을 내고 체력 단련을 하라는 것이 아니고 걷기만 해도 훌륭한 운동이 된다. 요즘은 지방자치단체에서 만들어 놓은 둘레길이나 자전거 도로, 하천변 도로도 잘 가꾸어져 있어 마음만 먹으면 얼마든지 걷기 운동이 가능하다. 내가 사는 홍성군에는 여러 곳의 둘레길이 있다. 들꽃사랑 둘레길을 포함하여 천혜의 경관을 자랑하는 홍성의 유일한 섬 죽도에도 여러 가지 관광 자원과 함께 둘레길이 있다. 여객선을 타고 가면서 즐기는 주위 경관도 아름답고 멋지다.

전국의 많은 분들께 한우의 고장이며, 9월이면 역사 인물, 대하, 새우젓, 광천 김 축제와 연이어 새조개 축제가 열리는 홍성으로 오실 것을 강력 추천한다. 보건소에서는 '다 같이 돌자 동네 한 바퀴'라는 슬로건 아래 노르딕 걷기(양손에 스틱을 들고 스틱의 끝이 뒷부분에 닿도록 하고 걷는 운동)도 실시하고 동참을 권유하고 있다. 아무리 강조해도 지나치지 않는 건강한 먹거리, 적당한 두뇌 활동, 운동으로 치매 없는 삶을 살 수 있도록 지금부터 실천해보시기를 간절히 희망한다.

뇌의 구조와 명칭

뇌는 우리의 생각, 판단, 운동, 감각 등을 담당하는 매우 중요한 기관이다. 무게는 약 1,300그램 정도 된다. 약 천억 개 정도의 신경세포가 밀집된 신경 덩어리다. 뇌는 구조상 대뇌, 소뇌, 뇌간으로

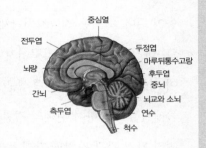

구분한다. 뇌간은 호흡, 소화, 수면, 체온 조절 등 생명과 관련된 기능 조절을, 소뇌는 균형 유지, 근육 조절 등을 담당한다. 대뇌는 학습과 기억, 언어, 시공간 파악 등을 담당하며 치매와 가장 밀접한 관계가 있다.

모서리나 가장자리를 의미하는 변연계(limbic system)는 대뇌 피질과 시상 하부 사이에 위치하는 구조물들을 가리킨다. 주로 감정, 행동, 욕망 등의 조절에 기여하며 특히 기억에 중요한 역할을 한다. 이 중 해마는 알츠하이머병에 의해 점진적으로 위축이 진행되는 것으로 알려져 있으며, 이로 인해 환자는 질병 초기에 최근 기억의 장애가 발생한다고 알려져 있다.

출처 : 보건복지부 중앙치매센터 홈페이지,
〈치매와 관련된 뇌의 구조와 기능〉, 서울아산병원 정신과 김성윤 교수

2. 한국인이 잘 걸리는 치매는 무엇일까?

건강한 몸은 정신의 사랑방이며, 병든 몸은 감옥이다.
- 베이컨

치매를 위하여 알코올은 이제 그만

한국인이 잘 걸리는 치매가 있을까? 인종과 국적을 불문하고 발병하는 치매 중에 유독 한국인에게 많이 걸리는 종류가 있을까? 그렇게도 발병한다는 이론이 있지만, 나라마다 발병하는 치매 종류의 비율은 조금씩 다르다.

한국인에게는 알츠하이머 치매 발병률이 조금 높은 편이다. 그다음이 혈관성 치매다. 굳이 한국인이 잘 걸리는 치매가 있다면 알코올성 치매다. 알코올성 치매는 유병률이 적긴 하지만 술 소비량이 많으면서 술 분해 요소가 부족한 한국인의 경우는 다른 나라와 비교해서 많을 수 있다는 것이 전문가들의 견해다.(실제로 술 소비량이 제일 많은 곳이 동유럽이며 평균 수명이 우리보다 낮은 편이다.) 우리의 술 문화는 한 번으로 끝나는 것이 아닐 뿐더러 술을 권하는 사회적 분위기 때문이다. 술을 좋아하는 이에게는 상관이 없지만, 술을 싫어하는 사람에게까지 억지로 권하는 것이 얼마 전까지의 문화였다면 최근에는 음주 측정 강화와 출근길 음주 측정 등을 이유로 문화가 조금씩 바뀌는 추세다.

나는 워낙 어린 나이에 직장 생활을 시작하였다. 그렇다 보니 술을 늦게 마시게 되었다. 처음 발령받아 얼마 안 되어 관광버스를 임대하여 경상도 쪽으로 직원 야유회를 가는데 버스 안에서 면장님이 모든 직원에게 술을 따라주었다. 내 차례가 되어서 잔을 받는데 "어? 안 양(그때는 결혼 안 한 여직원을 부를 때는 성 뒤에 양자를 붙이고 결혼한 여성은 성 뒤에 여사를 붙여 불렀다)은 아직 어리지….." 하시더니 그냥 지나가셨다. 어린 프리미엄은 좋았지만 어리기 때문에 술을 안 먹어서 어리지 않은 분들의 음주 뒤처리를 하느라 고생한 기억이 지금도 있다.

치매란 뇌세포 파괴로 인한 뇌의 손상으로 기억력, 언어 능력, 판단력 등의 인지 기능이 저하돼 일상생활을 유지하는 데 어려움을 겪는 질병이다. 치매에는 알츠하이머 치매, 혈관성 치매, 루이소체 치매, 알코올성 치매, 파킨슨성 치매, 헌팅턴 치매, 전두엽 치매 등 이보다 더 많은 종류가 있다. 보통은 알츠하이머와 혈관성, 파킨슨성 치매 정도를 다루게 된다. 종류가 다양한 이유는 치매를 유발하는 원인이 수십 가지에 달할 만큼 많기 때문이다.

혈관성 치매는 뇌경색과 뇌출혈 등이 주요 원인이다. 혈관이 막히거나 터져 뇌세포에 산소가 공급되지 않으면 뇌세포가 일시에 대량으로 파괴돼 뇌의 기능을 상실하기 때문에 발병한다. 혈관성 치매는 하루아침에 치매 환자가 돼 기억을 잃고 가족을 못 알아보는 결과를 낳기도 한다. 뇌경색과 뇌출혈의 주요 원인이 고혈압, 당뇨, 고지혈증, 심장병, 비만에 있으므로, 평소 이 질환들을 잘 관리하는 것이 곧 혈관성 치매를 예방하는 첫걸음이다. 건강한 생활 습관에 대한 관심이 높아지면서 혈관성 치매의 유병률이 2008년 이후 약 30% 정도 낮아졌다는 통계가 있다.

이외에도 각각의 비중은 적지만 전두엽 치매와 루이소체 치매가 있다. 기억력, 사고력, 학습을 담당하는 측두엽에서 뇌 손상이 시작되는 알츠하이머 치매와 달리 전두엽 치매는 판단, 충동 조절, 계획 등을 담당하는 전두엽이 먼저 손상된다. 이 때문에 전두엽 치매에 걸리면 단순히 성격이 바뀌거나 우울증, 조울증에 빠진 것처럼 보여 자신이 치매라는 생각을 하기 어려운 경우가 있다.

다음으로 최근 늘어나는 치매 중에 루이소체 치매가 있다. 루이소체라는 물질에 의해 뇌세포가 파괴되는 병으로 가장 큰 특징은 생생한 환각이다. 특히 "파란 에메랄드빛 바다가 눈 앞에 펼쳐진 것 같다."라는 구체적이고 생생한 환시가 흔하다. 또한 잠꼬대나 심한 몸부림을 동반한 악몽 같은 수면 장애가 발병 초기부터 자주 나타난다. 그리고 하루 중에도 인지 기능의 기복이 큰 것 또한 특징이라 할 수 있다. 오전에는 중증 치매 환자처럼 심각한 기억 장애를 보이다가도 오후가 되면 다시 놀라울 만큼 평상시와 비슷한 기억력을 보이기도 한다. 루이소체가 신경전달물질인 '도파민'을 만드는 세포를 공격하기 때문에 도파민이 부족해서 생기는 파킨슨병 증상도 흔하다. 예를 들어 얼굴이 가면처럼 굳거나 손을 떨고 다리에 힘이 빠져 자주 넘어지는 식이다.

이외에도 치매의 종류는 다양하지만 전체 치매의 90%를 차지하는 알츠하이머 치매와 혈관성 치매라도 충분히 이해하고 예방할 수 있다면 치매에 걸릴 확률은 10분의 1 이하로 줄어드는 셈이다.

내 인생의 전부는 건강!

한국인이 잘 걸리는 치매가 있다는 건 우리의 생활 습관과도 밀접한 관계가 있다. 흔히 냄비 근성이라고 하는 쉽게 타올랐다가 아주 쉽게 식어버리는 특성이다. 이유를 불문하고 화내는 사람에게도 안 좋지만 무작정 당하는 사람에게는 어이가 없어 설명도 불가능한 것이다.

얼떨결에 당하고 나중에 생각해보니 참으로 억울하여 잠도 오지 않건만 시간은 이미 지나가 버려 어떻게 조치를 취할 수도 없어지는 것이다. 살아오면서 누구나 한 번쯤은 겪었을 법한 일이다. 물론 자기애가 너무 강해서 타인을 배려하지 않는 나르시시스트의 심리 상태는 미숙하다고 할 수 있지만 타인을 사랑할 수 있는 성숙한 어른이라도 역시 자신을 소중히 여길 것이다. 굉장한 성인군자가 아닌 이상 타인에게 아무런 대가도 바라지 않고 사심 없는 애정을 보내기는 어렵다.

　요즘 젊은이들의 사고는 많이 서구화되어 지금 50대인 우리의 사고와는 많이 다르다. 나는 참는 것이 미덕인 시대에 자라나 무조건 참아야 된다고 생각해 윗분들이 시키는 심부름을 고용원 아저씨와 사환이 있음에도 불구하고 내가 많이 했다. 왜냐하면 그분들은 뭔가를 시키면 금방 안 하고 말에 토씨를 달았다. 어느 때는 대놓고 싫다는 표정을 짓기도 하고 "에이씨."라고 하기도 했다. 반면에 나는 "안 양!" 하면 "네." 하고 발딱 일어서서 먼저 걸었다. 담배 심부름, 농협 심부름, 볼펜 사오기, 박카스 심부름 등 종류도 다양했다. 지금 같으면 어림도 없는 일이지만 그때는 착한 사람 콤플렉스마저 지니고 살았다. 오죽하면 참을 인(忍) 자 3번이면 살인도 면한다는 말이 있었겠는가? 심지어 "인내는 쓰고 열매는 달다."라는 말이 의지가 약해지는 마음을 현혹하기도 했다.

한국인에게 잘 걸리는 치매를 예방하기 위해서는 우선 우리의 특성을 알아야 한다. 백미보다는 현미를 그 속에 잡곡을 곁들여 밥하기를 권한다. 덜 짜게 덜 맵게 덜 달게 요리하기를 권한다. 요즘 인기 있는 TV 요리 프로를 보고 있으면 요리에 겁 없이 부어지는 설탕의 양에 나도 모르게 놀라게 된다. 집에서 요리할 때는 줄여서 넣으라고 말하고 싶다. 요리뿐만 아니라 커피전문점이나 마트에서 판매되는 음료에도 당분이 제법 많이 들어간다. 건강은 건강할 때 지켜야 한다. 어느 한 부분이 망가지고 나면 회복이 어렵거나 더디고, 완쾌되더라도 꾸준한 관리가 이루어지지 않으면 다시 재발할 위험이 있다. 특히 뇌 질환은 소리 없이 오는 질환이기에 더욱 주의를 기울여야 한다.

대부분 치매는 약이 없다는 잘못된 인식 때문에 병원 찾기를 소홀히 하는 경우가 많은데 증상에 따른 많은 조절 약들이 있어서 대응 방법이 중요하다고 하겠다. 치매 완치 약은 없지만 잘 관리하면 증상이 유지되거나 호전되는 예쁜 치매가 될 수 있도록 하는 치료는 가능하다.

알츠하이머 치매는 2장 '알츠하이머는 생활 습관 병이다'에서 다루기로 한다.

행복의 첫 번째 조건은 건강이다. 몸이 아프면 아무것도 할 수 없다. 모든 것이 귀찮게 여겨진다. 자신감도 없어지고 돈도 빠져나간다. 미국의 독립선언문을 기초한 벤자민 프랭클린은 이렇게 말했다.

"돈을 잃으면 조금 잃는 것이요,

명예를 잃으면 많이 잃은 것이요,

건강을 잃으면 전부를 잃는 것이다."

우리는 우리가 싫든 좋든 간에 이제 100세까지 살아야 하는 백세 시대를 맞이했다.

실제로 운이 나쁘면 백세를 넘겨 살아야 한다고 앞에서 밝혔다. 나의 의지대로 실현하며 살기가 쉬운 것은 아니지만 행복하고 건강한 삶과 특히 치매 없는 인생을 위하여 노력을 아끼지 말아야 할 때이다. 중국 전국시대(戰國時代)에 지어진 병법서(兵法書)인 『손자』에서 유래하는 말로 '지피지기 백전불패'라는 고사성어가 있다. 그를 알고 나를 알면 백 번 싸워도 백 번 이긴다는 말이다. 우리가 잘 걸릴 수 있는 치매에 대해 알고 예방함으로써 건강한 삶, 굿 라이프(good life)가 되기를 바란다.

3. 이상 행동에는 분명 이유가 있다

건강한 육체는 건전한 마음의 생산물이다.
- G. B. 소오

조금만 일찍 발견되었더라면…

"이혼을 해야지 도저히 못 살겠어."

"여기 앉으세요. 왜 그러세요?"

"고사리를 꺾어다가 서랍장 속에 넣는 것까지는 내가 이해를 했어. 그런데 오늘은 급기야……. 선생님들 제발 나 좀 살려줘. 이러다가는 어머니보다 내가 먼저 죽겠어."

"네, 그럼요. 살려주고 말구요. 제가 살려드릴게요. 울지 마세요."

얘기인즉슨, 시어머니께서 고사리나 각종 나물들을 채취해서 장롱이나 서랍장 속에 넣어두신 지가 수년이 되었는데 이제는 배설물까지 감추어놓아서 집안에서 썩은 냄새가 진동하여 도저히 살 수가 없단다. 그래서 보건소에서 실시하는 치매 조기 검진을 몇 년째 하고 있는데 검사를 하면 희한하게도 정상수치가 나와 CT 촬영을 자비로 해야 하는 관계로 담당자와 싸우다가 옆 동네 보건지소를 찾아온 것이다.

함께 모시고 온 어르신은 누가 봐도 정상이 아니었다. 한여름이라서 가만히 있어도 더운 날에 겨울 코트를 걸치고 오셨다. 기억력 검사 결과 수치는 오늘도 정상이었다. 잠시 고민을 했다.

"CT를 자비로 찍으시지 그러세요?"
"그럴 거면 왜 앉으라고는 하고 검사는 왜 했는데? 나 청와대로 갈 테니까 제발 말리지 마."
"청와대는 가셔도 들어가시기가 어려워요."

도저히 자기 돈 들여서는 진단을 못 받겠다는 것이 보호자의 입장이었다. 그러니까 이상 행동에도 불구하고 몇 년씩 검사만 했겠지만. 난 환자를 위하여 수치 조작을 감행하기로 했다. 인지 저하로 해서 어르신은 CT를 무료로 찍으셨고 곧 요양원으로 가셨지만 몇 달 안 되어서 돌아가셨다. 적기에 치료를 해야 되는데 아픈 세월이 너무 많이 흘러버렸다. 인지 저하가 나오지 않아 병원에 의뢰를 하지 못한 공무원과 사진 찍는 돈이 아까워서 병원을 가지 않은 보호자 사이에서 결국은 어르신의 치매 병만 깊어진 것이다. 나물들을 장롱 속에 보관하던 초기에 치료를 하셨더라면 가족들도 고생을 덜하고 어르신도 조금은 품위 있는 삶을 살 수 있었을 텐데 아쉬운 부분이었다. 위에 어르신처럼 누가 봐도 알 수 있도록 증상이 진행되기도 하지만 소리소문 없이 찾아오는 경우도 있다.

치매라 하여 기분 나쁘다고만 생각할 것이 아니라 조기 진단으로 치료를 해서 환자나 가족이 피로감을 덜 느껴야 한다. 치매는 누구든 가리지 않고 요건만 허락되면 찾아온다. 소소한 행동이라도 잘 살펴서 조기 발견, 초기 치료가 이루어질 수 있도록 노력하여야 한다. 그러다 보니 마음에 아쉬움이나 후회와 같은 부정적인 것들이 쌓이고 이것이 병으로 나타나는 사례도 있었다.

꼭 내가 아니어도 세상은 돌아간다

지인 중에 H가 있다. 23살에 결혼하여 지금까지 시부모님과 함께 살았다. 시어머니께서 항상 하는 말이 "말 많으면 공산당이다."이었단다. 그래서 하고 싶은 말도 참고, 어렵고 힘에 겨운 일도 시어른들 눈치가 보여 알아서 스스로 해결하다 보니 모든 일을 본인의 어깨에 짊어지고 살게 되었다. 젊어서는 힘이 있으니까 그런 대로 견디었는데 나이를 먹다 보니 몸도 따라주지 않고 여기저기 쑤시고 아파 누워 있으면 시어른들께서, "○○엄마야, 너는 절대 아프지 말거라. 네가 아프면 아주 끔찍하다."라며 방문 앞에서 한숨을 쉰단다. 그래서 자신은 아파서 쉬고 싶어도 아프지를 못한다고 한숨을 쉬었다. 요즘 들어 김치를 썰다가 멈추어서 남편이 썰었다고 했다. 왜 그랬냐고 물어보니 갑자기 김치를 어떻게 썰어야 되는지 생각이 안 나더라는 것이다. 나는 H에게 치매 조기 검진을 권했다. 검사 결과 혈관성 치매였다. H의 나이 63세다. 더욱 놀라운 것은 H는 치매를 예견이라도 한 것처럼 담담한 것이었다.

나는 밖으로 나와 H와 함께 점심을 먹고 차도 한잔 마시며 긴 이야기를 나누었다. H는 자기가 치매로 나올 것을 예상했다고 한다. 자신 같은 사람이 치매가 아니면 세상에 누가 치매겠냐고 항변했다. 나는 "그런데 왜 알면서 그렇게 살았어?" 했더니 가정의 평화를 위해서였다고 한다. 나 하나만 참으면 평화가 오고 모두가 그렇게 하기를 바라고 있는데 어찌할 수 없었다는 것이다. 피할 길이 없었다고 했다. 피하면 이혼인데 간신히 전문대 나와 사회 경험도 없이 먹고살 만한 집이라고 해서 결혼했는데 이혼하면 아이 둘을 데리고 어디서 무얼 하면서 살아야 할지 엄두가 나지 않았다는 것이다. 지금이야 시대가 변하여 이혼이 큰 결함도 아니지만 예전에는 이혼하면 인생이 끝나는 줄 알았다. 그래서 결론은 그냥 참고 산 것이다.

나는 H에게 "이젠 이기적이어도 좋다. 이제부터 나 자신만을 위하여 살라."고 했다. H도 고개를 끄덕였다. H는 늦게나마 분가했다. 아직도 정신을 차리지 못한 남편은 지금까지 잘 참고 살아왔는데 부모님이 얼마나 더 사신다고 이제 와서 분가냐며 화를 냈다고 한다. H는 지금까지와는 다르게 영화 〈친절한 금자씨〉에서 이영애 버전으로 "그럼 너나 잘하세요." 하면서 캐리어를 들고 나왔더니 남편이 함께 가자고 쫓아 나오더라고 했다. 그러면 여러분께서는 H의 시부모님에 대해서 궁금해질 것이다. 아들 결혼시킨 이후 평생 며느리한테 의지하여 살아오신 분들이 과연 어떻게 살고 계신지에 대하여. 그. 러. 나. 걱정 마시라. 아주 잘 드시고 잘 사신다.

인간은 환경에 적응하며 산다. 그것이 다른 포유류와 다른 점이다. 물론 다른 동물도 환경에 적응하기는 하지만 그것은 본능적인 적응이고, 인간은 생각하며 적응한다는 얘기다. H도 사람인지라 어쩔 수 없는 선택을 하면서도 걱정을 많이 했다. H의 등 뒤에서 한숨을 쉬며 뒷담화를 하던 시어른들의 언어들이 가슴에 와 박히기도 했지만 어차피 마음먹은 거굳은 의지로 실행하자고 혼자서 다짐을 거듭했다. 지금도 아주 잘했다고 생각하고 있다. H의 인생에서 최고로 잘한 결정이라고 본인은 생각한다고 했다. H가 나가자 시어른은 붙박이 가사도우미를 쓰면서 여유롭게 잘 사신다고 했다.

H는 정말 열심히 살고 있다. 모든 치매 환자의 표본이 될 정도로 규칙적인 생활을 한다. 먹거리, 운동, 약 복용, 취미 생활 등 어느 것 하나 소홀히 하지 않고 정성껏 실행하고 움직인다. 변화되는 과정들에 본인도 놀라워할 만큼 몸도 마음도 건강해지고 있다. 어디에 시선을 두는지 초점이 없던 눈빛도 이제는 대화하는 사람과 마주 향한다. 매일매일이 새로운 H에게 진심으로 축복하는 마음을 보낸다. 정서적 지지도 아끼지 않는다. 제2의 인생을 시작한 그녀에게 우리 마음의 꽃다발을 아낌없이 보낸다. 소녀 시절! 이루지 못한 변함없는 네잎 클로버의 꿈을 응원한다.

여러분에게도 이루지 못한 꿈이 있다면 늦었다고 생각 말고 즉시 이루어보라고 얘기하고 싶다. 인생에서 늦은 시기란 없기 때문이다. 늦었다고 생각할 때가 나중에 지나고 보면 오히려 적기였음을 깨우치기도 한다. 〈한국책쓰기1인창업코칭협회〉의 김태광 대표는 이르다고만 고집할 수 없는 30대 후반의 나이에 제대로 된 책 한 권을 집필했다. 주위에서 친구들과 가족들마저 이제 그만하라고 말렸다. 그러나 그는 고집을 꺾지 않고 2권 3권 계속 집필했다. 그러다 보니 7년 동안 200권이 넘는 책을 출판했다. 어느 날은 먹을 것이 없어서 이틀 동안 굶다가 고시원에서 남의 밥에 손을 대기도 했었다.

그런 그가 지금은 수입 자동차가 7대이고 아파트가 30채다. 모두 100억이 넘는 재산가가 되었다. 모두가 빈손으로 일구어낸 성과다. 김 대표는 오늘도 "내가 했으면 여러분도 할 수 있다."라고 젊은이들을 향해 외친다.

빅터 프랭클은 나치의 강제수용소에서 겪은 생사의 엇갈림 속에서도 삶의 의미를 잃지 않고 인간 존엄성의 승리를 보여준 자서전적인 체험 수기 『죽음의 수용소에서』를 썼다. 그 체험을 바탕으로 자신의 독특한 정신분석 방법인 로고테라피를 이룩한다. 로고테라피의 실존 분석을 충분한 사례를 들어 다루고 있는 책이라고 할 수 있다. 그런 프랭클조차도 말년에는 우울증이 찾아와 자살하였다. "희망은 반드시 승리한다."는 자신의 의지를 잊어버렸던 것일까? 건강한 내 인생을 위하여 노력할 때만이 삶이 풍요로워지는 것이 아닐까?

치매, 이제 희망을 이야기할 때이다.

4. 치매에 대한 허와 실

건전한 정신은 건전한 신체에 머문다.
- 유베닐리우스

이제는 나만 바라보자

대한민국의 주권은 국민에게 있고, 모든 권력은 국민으로부터 나온다. 대한민국 헌법 제1조 2항이다. 치매에 대한 허와 실을 이야기하는데 웬 헌법인가 하겠지만 지금 치매를 걱정하거나 치매를 앓고 계신 분들이 누구인가? 멀게는 일제 치하의 창살 없는 감옥에서부터 6·25전쟁으로 인한 피난 생활과 죽음의 공포에서 살았고 독재와 싸우거나 독재 시절을 그리워하는 분들이다. 그분들에게 국가란 무엇일까? 누군가가 명령을 내리면 그대로 따라야 한다는 지론을 여전히 가지고 있으며 이 나라는 박정희 대통령 때문에 유지된다고 아는 분들이다. 자신들이 허리띠 졸라

매고 먹고 싶은 거 못 먹고 입을 거 최소한으로 줄이고 자녀들을 교육시키며 열심히 일하여 일군 나라라는 것은 인정하려 하지 않는다. 그래서 그분들은 여전히 배가 고프고 여전히 누군가가 그립다. 어르신들과 얘기하다 보면 옛날 옛적의 일들을 너무나 잘 기억하고 있다. 그리고 그 시절을 이야기하는 것을 좋아한다.

힘겹고 고통스럽던 시대여도 청춘은 아름답고 빛나는 것이라고 그분들을 보며 생각했다.

그러면서 최근이나 바로 직전의 일들은 쉽게 잊어버린다. 이제부터라도 어르신들이 국가나 자식들 걱정 말고 자기 자신의 삶을 영위해나갔으면 좋겠다. 치매에 대한 잘못된 인식 또한 바로잡기를 권한다.

첫째, 뇌 기능 개선제에 대한 무한신뢰다. 뇌 기능 개선제를 환자들은 치매 예방약이라고 알고 있다. 잘못 알고 있는 것이다. 치매 예방의 효과는 아주 미미한 정도라고 한다. 그럼 왜 의사들은 뇌 기능 개선제를 처방할까? 큰 이유는 없다. 그저 건강을 보조해주는 뇌 영양제로 처방해준다는 게 의사의 답변이다.

둘째, '치매에 걸리면 노망이 나는 거다. 그렇게 사느니 그냥 죽었으면 좋겠다.'라는 생각이다. 치매는 후천적 뇌손상으로 인하여 기억력을 포함한 언어 능력, 방향 감각, 판단 등 인지 기능이 저하되어 일상생활이나 사회생활에 어려움을 초래하는 증후군이다. 따라서 치매 예방은 뇌손상으로 인한 뇌세포 파괴를 막아야 한다. 증상이 의심되면 고민하지 말고 보건소를 찾아 치매조기검진을 신청하고 치매전담요원의 안내에 따르면 된다. 알츠하이머의 경우 약물을 사용하면 적정 수준의 인지 기능 개선이 가능하다고 한다. 초기의 경우 비교적 호전 상태가 명확해지며 행동 조절 또한 가능해진다고 하니 미리 덜컥 겁을 먹기보다는 초기 진단을 받는 것이 우선이라 하겠다.

셋째, 바로 뇌의 크기와 치매의 연관성이다. 나이를 먹고 신체에 노화가 오게 되면서 뇌의 크기가 줄어드는 경우가 있는데 정상적인 범주 내에서의 축소는 어떤 영향도 끼치지 않는다. 소수의 신경세포가 손상이 되긴 하지만 이것이 치매로 발전하는 경우는 없다고 봐야 한다. 그러므로 뇌가 줄어든다고 치매에 쉽게 걸린다는 것은 잘못된 상식이다.(정상 범주의 노화를 거친 뇌를 기준으로 보았을 때 모두가 치매 증상을 보이는 게 아니며, 비율 또한 그리 높지 않은 것으로 미루어보았을 때 뇌의 크기와 치매는 큰 상관이 없다고 봐도 무방할 듯하다.)

넷째, 치매에 대해 가장 많이 착각하고 있는 것이 바로 치매는 현재 보존이나 어느 정도 호전은 시킬 수 있어도 완치는 안 되는 병이라는 것이다. 대부분의 신경과 의사들은 그렇다고 대답한다. 그러나 치매의 발병 원인은 다양하다. 더불어 그 원인에 따라 치료 방법이나 예후 역시 큰 차이를 보인다. 결핍성, 중독성 질환 등 회복이 가능한 원인에 의해서 치매가 생긴 것이라면 그 원인이 되는 질환을 조기에 제압함으로써 치매도 함께 고칠 수 있다고 주장하는 의사도 있다. 완전한 극복이 힘들다 뿐이지 절대로 불가능한 것은 아니라는 거다.

예를 들면 약물을 이용하는 방법도 있고, 정서적으로 지지를 하고 환경을 조성해주기도 하는 등 비약물적인 방법도 있다.

다섯째, 유전이라는 것이다. 유전 역시도 큰 상관이 없다고 본다. 가족력이 있더라도 가족 조기 치매만이 유전이 되는 경우가 간혹 있으며 이를 제외하면 대부분의 경우는 유전이 되지 않기 때문이다.

해봤어? 일단 해보고 얘기해

오만가지 생각에 잠겨 잠을 못 이룰 때가 있었다. 바로 내가 행정고시 공부를 할 때다. 행시 공부를 했다고 하면 거창한 상상을 하겠지만 몇 달 동안이다. 한참 후배들까지 6급 승진을 하는데 나는 승진은커녕 그 기미조차 보이지 않았다. 말로는 신경 안 씀, 괜찮음, 그딴 거에 관심 없음 등을 외쳤지만 어디 마음은 그렇겠는가? 나도 승진이란 걸 하고 싶었다. 그러나 안 해주는 걸 어쩌랴. 나는 급기야 무모한 도전을 하기로 마음먹었다. 바로 행. 정. 고. 시에 도전장을 던졌다. 그리고 무식하면 용감하다고 행정고시에 대하여 알아보았다. 먼저 한국사 고급자격증 1급이나 2급 중에 하나가 있어야 하고, 토익 기준 700점 이상 자격증이 필요했다. 두 가지가 갖추어져야 행정고시 1차 시험 접수가 가능했다. 영어는 어려워서 엄두도 나지 않았고 우선 한국사를 공부하기로 했다. 한국사는 그래도 우리말로 되어 있으니까 이해는 하겠지 싶어서 먼저 선택한 거다.

EBS에서 최태성 선생님의 고급한국사 동영상을 들었는데 재미도 있고 선생님의 한마디 한마디가 가슴에 와 닿았고 귀에도 쏙쏙 들어왔다. 꼭 행정고시만을 위해서가 아니라 교양 과목이라도 괜찮았다. 마음 한편에서는 '나는 공부가 가장 쉬웠어요.'라는 교만한 마음까지 들었다.

그렇게 3달 공부했는데 어마나 간신히 62점으로 한국사 2급에 합격이 되었다. '나는 공부가 적성에 딱 맞아.'라는 생각이 들었다. 즉시 영어를 시작했다. 역시 돈도 안 들도 실력도 굉장한 선생님들이 모두 모여 있는 EBS를 선택하여 3개월 동안 단어를 외우면서 기초 공부를 하는데 그 와 중에 어떻게 6급 승진이 되었다. 가족들은 계속 공부하라고 하는데 나는 즉시 때려 치웠다. 사실은 공부하기가 힘들었다. 머리도 그리 좋지도 않고. 누가 행시에 합격하려고 했겠는가? 그냥 얼마나 답답하면 그런 선택을 했을까? 그런데 그때 마음은 정말로 간절한 마음이었다. 그래서 한국사도 간신히 합격한 것 같다. 나의 간절한 마음이 우주와 통했다고 할까. 이왕이면 그때 영어도 해둘 걸 하는 생각이 든다.

공부를 하다가 자리에 누우면 잠이 오지 않았다. 그래서 기와집을 100채도 넘게 지었다가 부수고 또 짓고를 매일 반복했다. 지금 생각하면 나에게 어디서 그런 도전 의식이 생겼는지 모르겠다.

그때 공부하면서 인생의 진리를 많이 깨달았다. 권불십년, 화무십일홍은 나의 위로가 되어 주었다. 우리는 실행해보지도 않고 먼저 포기한다.

요즘 어르신들 사이에서 '9988234(99세까지 88하게 살다가, 딱 2~3일만 앓고 4(死)하길 바란다는 뜻)'라는 숫자가 유행이다. 오래는 살되 죽기 직전까지 건강하게 살고 싶다는 바람일 것이다. 어르신들께 오래 살게 되었을 때 가장 두려운 병이 무엇이냐고 물어보면 열에 일곱 어르신은 주저 없이 '치매'라고 대답한다고 한다. 치매 치료는 분명히 쉬운 병은 아니다. 그렇지만 예방이 불가능하지도 않다. 2000년 후반기부터 지속적인 연구를 해오고 있고, 2017년 이후에는 '치매국가책임제'를 실시하여 더욱 발전이 기대된다. 이제는 좀 더 자신 있게 희망을 이야기할 수 있다. 우리 모두의 소원이며 소망인 9988234를 이루는 데 적어도 치매가 걸림돌이 되지 않는 날이 오리라고 믿는다.

그동안 가족이 거의 전적으로 책임을 도맡았던 치매라는 질환을 국가가 책임지겠다는 원대한 포부를 담은 '치매국가책임제'가 도입되어 로드맵을 구성해서 활발하게 실행 중이다. 치매안심센터가 설치됨에 따라 전문 인력도 충원하였다. 건강한 노년과 나를 위하여 지금부터라도 도전해보자. 운동도 두뇌학습도.

현대그룹 창업주인 정주영 회장은 초등학교를 졸업하고 시대를 잘 만나 성공한 입지전적인 인물로 묘사되지만 독서를 아주 많이 한 분이시다. 항상 책을 가까이하였고 내용 좋은 드라마는 시간이 허락하는 한 시청하고 드라마가 막을 내리면 출연자들을 집으로 초대하여 식사 대접을 하였다는 일화도 있다. 치매의 허와 실을 이해한 당신에게 지금은 고인이 된 정주영 명예회장의 말을 들려주고 싶다.

"이봐 해봤어? 안 해 봤으면 말을 하지 마. 일단 해보고 얘기해."

뇌는 어떻게 이루어져 있고 무엇을 담당할까?

대뇌 피질과 백질

뇌는 신경세포와 신경 교세포라고 하는 두 종류의 세포들이 모여 있는 덩어리이다. 이 중에서 신경세포가 주로 신체 활동과 정신 활동을 담당하는데, 그 신경세포의 몸체는 주로 뇌의 겉껍질 부분에 모여 있다. 그래서 이 부분을 피질(皮質, cortex)이라고 부르고 약간 회색 기운을 띄고 있어서 회백질(grey matter)이라고도 부른다. 반면, 신경세포의 몸체에서 뻗어나온 가지들은 신경 섬유 다발을 이루어 뇌의 내부로 향해 있는데, 그 색깔이 희며 반짝반짝 윤기를 띄고 있어서 백질(白質, white matter)이라고 불린다.

전두엽 피질

전두엽은 머리 앞부분, 즉 이마 부위를 중심으로 한 대뇌의 껍질 부분을 말한다. 이 부분의 신경세포들이 주로 하는 일은 일을 계획하고, 적절하게 실행하고, 또 너무 지나치지 않도록 적당한 제동을 거는 일을 담당한다. 말하자면 자동차 엔진, 운전대, 브레이크에 해당한다. 엔진에 해당하는 것은 의욕, 동기, 활력에 해당하며, 운전대에 해당하는 것은 일의 순서와 방법, 판단력과 융통성에 해당하며, 브레이크는 자제력, 충동 조절 등의 역할을 담당한다.

두정엽 피질

두정엽은 머리(頭)의 정수리 부분(頂)이라는 의미로 이름이 붙었다. 특히 오른쪽 두정엽은 공간을 파악하는 능력을 가지고 있다. 처음 가본 곳에서 방향을 파악하거나, 시계 바늘의 위치를 보고 지금 몇 시 정도 되었는지를 파악하는 능력, 조끼의 어느 구멍으로 팔을 집어넣어야 옷을 제대로 입을 수 있는지 아는 능력 등이 모두 이 두정엽 기능의 공간 파악 기능 때문에 가능한 것이다. 알츠하이머병에서는 이 두정엽 기능이 비교적 초기부터 저하되는 것으로 알려져 있다.

측두엽 피질

측두엽은 뇌의 양 측면의 피질을 말한다. 즉, 양쪽 귀의 위쪽인 이른바 '관자놀이'라고 부르는 부위에 해당하는 영역이다. 특히 이 부분은 치매의 이해에 중요한데, 왜냐하면 알츠하이머병과 같은 질병에서는 이 측두엽 부위의 신경세포가 자꾸 죽어서 없어져가는 것이 주요 현상이기 때문이다. 이 측두엽이 기억력, 학습 능력, 언어 능력 등을 담당하므로 치매에서는 기억력이 떨어지고 언어 표현과 이해 능력이 점차 떨어져가게 되는 원인이 된다.

후두엽 피질

대뇌의 뒷부분, 즉 뒤통수 부분에 해당하는 피질 부위가 후두엽 피질이다. 이 부분은 주로 시각적인 내용을 파악하는 기능을 가지고 있다. 우리가 사물을 보면서 주변의 물건들을 파악하는 것은 이 후두엽 피질의 기능이 온전하기 때문이다. 뇌혈관 장애, 뇌종양 등으로 후두엽 피질이 손상되면, 안구(눈)는 멀쩡하게 정상적이라 하더라도 자기가 본 것이 무엇인지를 잘 파악하지 못할 수가 있다. '보는 기구'와 '해석하는 기구'가 다르기 때문이다.

출처 : 보건복지부 중앙치매센터 홈페이지

5. 치매 치료, 빠를수록 효과가 좋다

당신 자신의 회복을 인생 최우선으로 삼으라.

- 로빈 노우드

불로장수의 꿈을 실현한 인구의 고령화

하루 종일 비가 내리는 창밖을 멍하니 내다본다. 갑자기 나의 취미가 생각났다. 나의 취미는 멍 때리기다. 햇볕이 내리쬐는 창가에 앉아 손을 턱에 괴고 가만히 앉아 있으면 가슴 밑바닥에서 과거의 숱한 기억들이 물안개처럼 피어오른다. 아무도 모르는 상상을 하면서 혼자서 웃을 때도 있다. 문득 "살아 있음에 전율과 기쁨을 느껴야 하고, 자유로운 사람으로 살기 위해선 죽음을 숙고할 게 아니라 삶을 숙고해야 한다."는 스피노자의 말이 떠올랐다. 죽음과 죽음 저편의 신과 종교를 의식하게 되는 것이 우리의 삶이다. 죽음은 모두에게 피할 수 없는 운명이기 때문이다. 대부분 건강하게 오래오래 살다가 죽으면 천국에 가리라 믿는다. 자신은 평생 남에게 피해주지 않고 착하게 살았다고 믿는, 아니 믿고 싶어지는 것이다. 그보다는 현재의 내 삶에 방점을 찍어야 한다는 말이 빗속의 나무들을 보면서 뇌리에 밝게 또렷해졌다.

인구의 고령화는 우리들이 오랫동안 염원했던 불로장수의 꿈을 실현하게 하였다. 문명도시 티그리스 강과 유프라테스 강 근처 비옥한 땅에서 살던 수메르 사람들이 정착하여 살았던 메소포타미아문명 이후의 문명의 진보 덕분이다.

죽음보다 삶 쪽에 무게를 두었던 '철학계의 그리스도'로 불린 스피노자를 갑자기 소환해온 건 며칠 전에 한 어르신이 찾아 오셔서 "나는 죽는 것은 하나도 무섭지 않아. 그런데 그 몹쓸 놈의 치매 병에 걸리면 정신 줄 놓고 애들 고생시킬까 봐 그게 무서워서 그려." 하시고는 한 줄기 눈물을 보이셨다.

요즘 들어 물건을 어디에 두었는지 깜박깜박하는 횟수가 늘어나고 냉장고 문을 열었는데 도대체 내가 무얼 꺼내려고 냉장고 문을 열었는지 생각이 나지 않는다고 답답해하셨다. 가스레인지에 올려놓은 냄비만 벌써 몇 개를 태웠는지 이제는 밥하기도 겁이 난단다. 기억력 검사를 했다. 어르신의 나이와 학력 모두를 고려해볼 때 인지 저하는 아니었다. 그저 단순 건망증일 가능성이 컸다. 치매가 아니라는 말에 들어오시면서 눈물을 보이시던 어르신의 표정이 밝아졌다.

'치매 치료, 빠를수록 효과가 좋다.' 당연한 말이다. 조기 발견 초기 치료는 아무리 강조해도 지나치지 않은 치매 치료에 대한 구호다. 치매 환자로 등록한 어르신 중에서 젊은 시절 특정한 물건을 주문 받아 집까지 가져다주는 방문 장사를 하신 분이 있다. 이분은 여성이다. 그 장사가 사양길로 접어들자 전자제품 방문판매를 했다. 어느 날 보건지소를 방문하셨다. "내가 자꾸만 이상해. 누가 물건을 주문했다는데 난 기억에 없어. 왜 그러지?" 2000년대 후반이던 그때는 치매라는 단어가 일상화되지 않았던 터라 어르신은 치매는 생각지도 않고 자신이 무슨 몹쓸 병에 걸린 거냐고 울먹이셨다. 신경과 검사 결과 혈관성치매였다. 조기에 발견하여 초기 치료에 들어간 사례이다.

이 어르신은 지금도 아주 건강하시다. 일상적인 생활은 물론 노래교실 댄스교실 등도 혼자서 버스 타고 잘 찾아다니면서 항상 웃는 모습이다. 이렇게 치유되기까지는 가족들의 배려와 헌신이 있었다. 치매로 판명되자 어르신의 남편은 우선 일을 그만두게 했을 뿐더러 지금까지 고생했다며 아무것도 하지 말고 운동과 취미 생활만 하라고 전폭적으로 밀어줬다. 실제로 남편은 혼자서 농사일을 다한다. 환자가 밭이라도 맬라치면 쫓아 오셔서 절대 못 하게 한다. 병원에서 꾸준히 치료 받으며 약을 잘 챙겨 먹고 생활에서 스트레스를 받지 않으며 오히려 자신이 좋아하는 노래교실이나 댄스교실을 잘 다닌 것이 치료에 도움이 된 것이다.

노래도 아주 잘하신다. 우리는 치매 환자 모임에서 어르신이 부르는 '내 나이가 어때서'를 아주 즐겁게 박수를 치며 함께 부른 적도 있었다.

다른 경우도 있다. 치매 조기 검진 결과, 인지 저하가 나온 어르신께 감별검사를 위해 보호자에게 전화를 했다. 아들인데 오히려 이런 일로 전화했다며 왜 우리 어머니가 치매냐고 기분 나쁜 전화 한 번만 더 해보라고 협박도 아끼지 않았다. 그렇다고 포기할 우리가 아니지 않는가? 계속 설득을 해서 지금은 치매 등록도 하고 치료를 지속적으로 받고 있다. 나중에 어르신의 아들이 찾아 와서 미안함을 호소했다. 지나고 보니 어머니의 행동이 이상했다는 것이다. 호박죽을 끓였는데 죽에서 비닐이 나온 적도 있고 냉장고에서 농기구가 나와 당황스러웠었다고. 그런데도 왜 화를 냈을까? 내 가족 특히 평생 고생만 해오신 어머니가 치매까지 왔다는 사실을 인정하기가 싫었던 것이다.

미국 대통령도 치매에?

비를 흠뻑 맞으라고 밖에 내놓은 화분이 바람에 흔들거린다. 그 모습이 마치 생명의 환희에 몸을 떠는 듯 다가선다. 멀리 보이는 이름 모를 나무의 연한 가지들에 달린 작은 잎사귀들의 흔들거림이 자신의 몸뚱이

전부를 바쳐 받아들이는 것처럼 힘차고 기쁜 듯 여겨진다. 치매는 조기 발견되어 초기 치료하면 생각보다 많이 호전되거나 더 이상 악화되지 않는다.

세계보건기구의 발표 자료를 보면 치매 환자의 60~70%가 조기에 발견하여 치료를 시작하면 더 이상 진행되는 것을 막을 수 있다고 한다.

멀리 미국의 40대 로널드 레이건 대통령은 알츠하이머 치매를 앓았지만 자신이 치매에 걸렸다는 사실을 알리고 꾸준히 관리한 결과 오랫동안 삶을 유지하였다. 현대 의학은 독성을 제거하기 위해 독성을 사용하는 것이 아닌, 신체 내부적 구조와 체계를 이용할 수 있을 정도로 기술적 저변을 확대한 지 오래이다. 당연히 치매 치료에 대한 가능성 또한 꾸준히 제시하고 있다.

치매 치료제가 처음 나온 것은 1996년도이다. 미국의 40대 로널드 레이건 대통령이 치매에 걸렸다는 진단은 1994년 받았다. 그때는 치매약이 아직은 없었다. 1996년에 나온 약도 완치 약이 아니라 증상을 지연시켜 주는 약이었다.

치매 치료가 아직까지 힘든 이유는 신약 개발의 성공이 어려워서이다. 학계에서는 아밀로이드-플라크 가설의 실패가 아니냐는 조롱도 있지만, 이는 그보다 좀 더 멀리 보는 게 옳다는 중론이 더 많다. 신약들이 치매 치료에 실패했다고 평가받는 지점이 옳으냐는 이야기다.

현재 신약들의 성공 여부는 '인지 기능 향상'이라는 임상적 수치가 계량화되어야 한다고 전제하고 있다. 하지만 뇌 의학자들 대부분은 이미 파괴가 시작된 뇌의 인지 기능을 약물로서 끌어올리는 것은 불가능에 가깝다고 보고 있다. 대신 파괴가 시작되기 전이나 파괴되기 전의 뇌라면 아밀로이드-플라크의 생성을 억제하여 인지 기능의 저하를 예방하는 데에 초점을 맞추는 것이 좋다는 이야기가 대세이다.

치매 치료, 빠를수록 효과가 좋다. 치매를 조기 발견하여 초기부터 치료하면 진행 과정을 늦출 수 있고 환자의 정상적인 능력을 가능한 한 오래 지속시키도록 할 수 있다. 더구나 요즘은 치매의 전단계인 최소인지장애 환자를 조기에 진단하여 꾸준한 추적 및 관찰로 치매의 발병을 최대한 늦추고 있다. 치매가 발병하더라도 초기부터 적절한 약물 치료를 할 수 있도록 하는 방향으로 치료의 방향이 바뀌고 있다. 따라서 앞으로는 치매 환자보다는 경도인지장애 환자를 조기 진단하는 일에 많은 노력을 기울이는 것이 필요하다고 본다. 이를 위해서는 무엇보다도 가족과 사회의 세심하고 지속적인 관심이 필요하다.

고령화로 인해 케어를 필요로 하는 노인 인구가 증가되고 있다. 동시에 치매 문제는 노인 복지 문제 중 해결해야 하는 가장 중요한 요소로 우리들 마음을 아프게 하고 있다.

6. 내 가족에게 치매가 생긴다면?

병에 걸리기 전까지는 건강이 얼마나 중요한지 모른다.
- 토마스 풀러

할아버지가 우리 집에 오시니

나의 시아버님도 현재 치매를 앓고 계시지만 다행히도 착한 치매이면서 조기에 발견하여 약을 드시고 계셔서 특별한 문제는 없다. 우리 집 식구 중에 하나는 반려견 콩이다. 물론 나는 집안에서 강아지 키우는 걸 아주 싫어하지만 아들이 너무 원해서 함께 살고 있다. 우리 아버님도 강아지를 싫어하신다. 아버님과 강아지 둘은 앙숙 관계이다. 그런데 이상하게도 강아지나 아버님 둘 중에 한 분이나 한 마리가 없으면 서로가 찾는다. 심지어 문밖으로 나가면 서로가 나가지 말라고 강아지는 짖어대고 아버님은 잃어버릴 수도 있으니 잘 챙기라고 걱정하신다. 이거 무슨 애증의 관계? 싫어하면서도 콩이를 쓰다듬어주시고 아무도 없을 때는 가슴에 안고 산책을 나가기도 하신다. 대학생이 된 손녀와 손주는 방학 때나 되어서야 집에 머물고 아들과 며느리는 직장에 나가고 평상시에는 집에 아무도 없다. 그래도 콩이가 외출 후 집에 들어서면 반가워 꼬리를 흔들며 방방 뛴다. 그 모습을 보면 동물을 싫어하는 사람도 예쁠 수밖에 없을 것이다.

우리 아버님은 1930년생이시고 올해 우리 나이로 90이시다. 그 시절에 대부분이 그랬듯이 우리 아버님도 간신히 초등학교만 졸업하시고 생업에 뛰어드셨다. 재산은 논밭 한 평도 없었으므로 날품팔이를 하시다가 결혼하시고 자녀들을 낳아 기르며 그래도 먹고살 만큼의 가산을 일구셨다. 우리가 처음부터 아버님과 같이 산 것은 아니다. 아버님은 우리와 함께 산다는 건 1%의 상상도 하지 않으셨다. 아버님이 태어나서 평생 살아오신 고향땅에서 사시다가 천국으로 향하실 때도 고향땅에 뼈를 묻으시려고 하셨다. 그러나 세상만사가 내 맘대로 꼭 되는 것은 아니다. 함께 살던 아들이 결혼을 하면서 함께 살지 못하셨다. 어느 한쪽이 싫으면 한 가족으로 살기가 힘든 것이라서.

어느 날 우리 집에 오신 아버님이 이틀 밤이나 주무셨는데도 안 가시는 거였다. 그 이전에는 그런 적이 한 번도 없으셨다. 제사 때나 되어서야 간신이 하룻밤 주무시고 다음날 아침밥을 드시면 부리나케 집으로 가시는 것이 다반사였다. 그래서 내가 아버님께 여쭈어 봤다. "아버님, 그런데 집에는 언제 가세요. 왜 안 가세요?" 그랬더니 우리 아버님이 "나 이제 집에 못 갈 거 같아." 하시는 거다. 아버님 말씀인즉 우리 집에 오시기전 이틀이나 아침과 저녁을 못 드셨다고 한다. 그래서 너무 배가 고파 주방문을 열었더니 아들과 며느리가 밥을 먹고 있더라고. 그 모습을 보니 얼마나 눈물이 나는지 그냥 우리 집으로 오신 거란다. 그런데 그날부터 아버님은 저녁에 집에 들어오시면서 분홍색 보자기에 피난 보퉁이 같은 걸 싸들고 오셨다. 한 일주일까지. 알고 보니 우리 집으로 이사 오시는 짐 보따리였다.

그렇게 아버님은 우리와 함께 살게 되었다. 나는 태생이 어르신들과 소통이 잘 되어서 우리 아버님과도 너무 잘 지냈다. 아버님 아들하고는 대화할 거리가 없는데 나와는 무슨 대화든 안 통하는 게 없었다. 왜냐하면 아버님 고향과 나의 고향이 같고 나는 고향 면사무소에서 15년 정도 근무해서 아버님이 알고 계신 것은 나도 모두 아는 거라 아버님과 나는 한통속이었다.

고향에서 사실 때 아버님은 매일 경로당에 가셨다. 아침밥을 드시면 버스를 타고 읍내에 나오셔서 병원 치료나 물리 치료를 받으시고 마을 경로당으로 가셔서 점심을 드시고 저녁 때 집에 가셔서 소 사료를 주고 그 밖의 소소한 일들을 하셨다. 우리 집에 오셔서도 내가 출근하면서 읍내 병원 앞에 내려드리면 읍내에서 볼일을 다 보신다. 병원 치료, 물리 치료, 장날이면 한 바퀴 장 구경도 하시는데 돈 드는 거는 절대 안 사오신다. 그리고 경로당에 가셔서 점심 드시고 노시다가 내가 퇴근할 때면 나와 함께 퇴근하셨다. 아버님은 막걸리를 좋아하셔서 퇴근 후 집에 들어오시면 나와 둘이서 막걸리 한잔씩 나누어 마시면서 하루 동안 있었던 이런 얘기 저런 얘기를 나누었다.

할아버지가 오시니 제일 좋아하는 건 손주였다. 어릴 적 할아버지 할머니가 키워주셔서 나름 정이 많이 든 탓이다. 우리 아들은 할아버지를 침대에 눕혀 놓고 간지럼을 태우기도 하고 할아버지 얼굴을 만지면서 뽀뽀도 잘했다. 아주 할아버지가 예뻐서 어떻게 할 줄을 몰라 했다. 내 아들이지만 참 특이한 아들이다. 또 우리 딸은 "할아버지 벽에 아무거나 칠해도 좋으니까 30년만 더 사세요."라고 했다. 할아버지가 대답을 안 하시면 "할아버지 꼭이요." 하고 꼭 다짐까지 받았다. 그래서 내가 딸을 화장실 앞으로 불러내 말했다. "근데 할아버지가 아무거나 벽에 칠에 놓으면 청소는 네가 할래?" 하면 "아, 엄마. 참 그런 문제가 있었구나! 앞으로는……. 말조심 해야겠네." 하면서 말끝을 흐렸다. 그렇게 지금까지 10년이 되었다.

치매의 조기 발견

언젠가부터 아버님이 이상한 행동을 하셨다. 우리 아버님은 특히 기억력이 좋으셨다. 그런데 며느리인 내 생일을 잊고 그냥 지나쳤다. 이건 있을 수 없는 일이었다. 아버님은 며느리 생일날엔 꼭 돈을 10만 원 봉투에 담아주시면서 사고 싶은 거 다 사라고 하셨다. 그리고 맛난 갈비를 우리 가족 모두 함께 먹었다. 식당에서. 그리고 자꾸 찬형이(내 아들이자 아버님의 손주=집안의 장손)와 싸우셨다. 방을 함께 쓰는데 찬형이는 할아버지가 자꾸 잠꼬대하면서 자기를 때린다고 하고, 아버님은 찬형이가 잠결에 발길로 할아버지를 차서 다리가 아프다고 하셨다. 그래서 2층 침대를 남편과 시동생들이 합작으로 만들어서 1층은 할아버지 2층은 찬형이가 쓴다. 나는 즉시 치매 조기 검진을 해봤다. 아뿔싸. 인지 저하로 나왔다. 아버님께 설명을 잘 해드렸다. 현명하신 아버님은 금방 이해하시고 치매란 사실도 잘 받아들이셨다. 그리고 약도 잘 드신다. 치매 환자에게 배부되는 약 달력을 잘 활용하실 줄 안다.

우리는 치매라 하면 겁부터 낸다. 그러나 치매란 병도 우리가 안고 살아가야 하는 인생의 한 부분이다. 잘 받아들이고 이해하면서 관리하면 이기지 못할 것도 없다. 요즘엔 치매 관리 체계도 잘 되어 있어서 활용만 잘 하면 환자도 가족도 스트레스 안 받고 지낼 수 있다.

일단 조기 검진을 매년 받아서 치매를 조기에 발견하는 것이 제일 중요 하다. 치매로 진단이 나면 상태를 파악하여야 한다. 경중 등에 따라서 집에서 요양보호사를 쓸 수도 있고 아침에 등교했다가 저녁 나절에 하교하는 일명 '노치원'이라고 하는 주간보호센터를 활용할 수도 있다.

내 가족에게 치매 환자가 생긴다면 어떡하지? 많이 걱정하지 않아도 된다. 하늘은 스스로 돕는 자를 돕는다고 했다. 지금 대한민국은 '치매국가책임제'를 가동 중이다. 중앙에는 중앙치매센터가 있고 시군에는 치매안심센터가 있다. 읍면에는 치매전담요원이 배치되어 있어 환자나 환자가족을 돕고 있다. 치매로 판명되어 환자로 등록하면 조호물품을 지급한다. 약 달력과 기저귀가 필요한 어르신께는 기저귀와 물티슈를 그 밖의 어르신께는 영양제와 파스, 바디로션 등 지방자치단체에 따라서 지급품목이 다르기는 하지만 지원되는 종류가 많다. 치매에 대해 궁금하거나 도움이 필요하다면 콜센터를 이용해도 좋다. 치매상담콜센터 1899-9988 전국 어디서나 국번 없이 똑같다. 전화번호 숫자에는 "18세의 기억을 99세까지, 99세까지 88(팔팔)하게."라는 뜻이 담겨 있다. 치매상담콜센터는 보건복지부에 의해 개소하여 중앙치매센터가 운영하고 24시간, 365일 언제, 어디에서나 편리하게 이용이 가능하다. 전문 상담사들이 맞춤형 치매 상담 서비스를 해준다. 참으로 좋은 세상이다.

'건강하게 오래 살아야 한다.'는 걸 매사에 느끼며 살고 있다.

7. 조심! 치매로 위장한 우울증!

내 신체에 감사하는 것이 자신을 더 사랑하는 열쇠임을 비로소 깨달았다.
- 오프라 윈프리

마음의 감기, 우울

우울증(depressive disorder)은 흔한 정신질환으로 마음의 감기라고도 불린다. 그러나 우울증은 대인 관계의 문제 등 여러 가지 문제를 야기할 수 있으며 심한 경우 자살이라는 심각한 결과에 이를 수 있는 뇌 질환이다.

어느 날 새벽 3시, 저명한 빅터 프랭클은 전혀 알지 못하는 사람에게서 온 전화에 잠이 깼다. 전화를 한 사람은 정신이 오락가락하는 여자였는데, 자살 문제를 두고 20분가량 횡설수설하였다. 프랭클은 녹초 상태였으나 여자가 스스로 대화를 마무리할 때까지 들어주었다. 그날로부터 얼마 후 프랭크를 직접 만나게 된 여자는 목숨을 살려주어 고맙다고 거듭 감사를 표했다. 그는 전화 사건을 떠올리고 자신은 그때 너무 졸려서 도움이 될 만한 말을 해 준 게 없노라고 말했다. 여자가 고개를 끄덕이며, 그때 그가 한 말에 대해선 솔직히 자신도 뭐가 뭔지 알지 못했노라고 말했다. "하지만" 그녀가 덧붙였다. "선생님처럼 훌륭하신 분이 새벽 3시에 전화를 붙들고 얼굴도 모르는 저와 20분이나 대화해주었다는 사실 자체가 저 자신이 뭔가 중요한 존재라는 느낌이 들게 해주었고 그래서 계속 살아보기로 결심했답니다." 자애는 이처럼 특별한 분야의 뛰어난 사람이냐 아니냐를 떠나 사람으로 하여금 타인들의 본질적인 인간성과 접촉하며 살게 해주는 관대한 마음 씀씀이다. 이 미덕은 사람이 자기 자신과 성취에 지나치게 몰두하여 타인들을 망각하는 상태에 빠지는 것을 막아준다.

– 『미덕 이야기』 도널드 드마르코

그러나 『죽음의 수용소』에서를 쓴 대학 교수이자 의사인 빅터 프랭클은 말년에 우울증으로 스스로 목숨을 끊었다. 독가스의 공포에서도 살아남으려고 그토록 노력했던 그가 왜 죽음을 선택한 것일까? 바로 우울증 때문이었다.

때로 우울한 기분이 며칠 계속되면 '아, 이거 위험한데 왜 이러지.'라고만 하지 말고 인터넷을 뒤지면 '우울증 자가 진단법'이 여러 종류 있다.

하나를 골라 테스트를 해본다. 보통 40~50점 정도가 나오면 정상이고 60점 이상이면 치료를 요하는 중증이다. 우울증 증세에 기본적으로 나와 있는 항목들은 나이 들면 당연히 생기는 인생에 대한 허무감을 동반하는 것들이다. 삶의 의욕이 없다거나 모든 것이 시들하다는 것이 일반적인 우울증 양상이다. 65세 이상은 네 명 중 한 명이 우울증이다.

우리나라 국민 중 5%가 치료를 요하는 우울증을 앓고 있다. 인생은 스트레스 그 자체다. 스트레스에서 벗어나려고 노력하는 것조차 스트레스다. 삶은 적응이 필요하다. 극복하고 이겨내야 하는 것들의 연속이라서 피할 수 없이 맞아들여야 하는 존재의 구성 요소이기도 하다. 사람은 누구에게나 슬픔과 기쁨이 허락되어 있다. 살면서 기쁜 일만 있으면 얼마나 좋을까마는 고통도 수반되는 것이 인생이다. 다만 우리가 스트레스 상황에서 우울증에 빠지지 않도록 주의를 기울여야 한다. 우울증은 약물 치료나 상담을 통해 90%는 반드시 치료가 된다. 치료가 아주 쉬운 질병인데 그것을 짊어지고 죽음에까지 이르는 것은 혼자서 끙끙 앓고 있기 때문이거나 우울증에 대한 오해 때문이다.

정신과 진료에 대한 인식이 달라졌다고는 하지만 우울증 환자를 정신병자 취급 하거나 사회적 부적응자로 분류하는 분위기 때문이 아닐까 싶다.

우울증의 증상은 흥미가 없어지는 것이다. 뭘 해도 재미가 없다. 감동이 느껴지지 않는다. 우울한 감정이 지속되고 삶에 대한 관심이 사라진다. 피로감, 활력 상실, 사고력과 집중력의 감소, 불면증 또는 과다 수면, 체중의 감소 또는 증가, 무가치감이나 부적절한 죄책감, 죽음에 대한 반복적인 생각 등과 같은 증상이 나타난다. 심할 경우 기억력도 떨어진다. 우울이라는 감정은 누구나 쉽게 느낄 수는 있지만 우울이라는 감정이 스스로 통제하지 못하는 지점까지 이른다면 단순하게 기분이 저하된 상태를 말하는 것이 아닌 자신의 모든 생활이 우울한 기분으로 덮여 사회적인 기능을 수행하는 것조차 어려움을 겪게 되고 최악의 경우 극단적인 선택을 하는 경우가 발생하기도 한다.

치매 어르신들도 우울증을 겪고 있는 경우가 있으므로 우울증이 있지는 않은지 주의를 기울여 살펴야 한다. 치매 어르신의 30~40% 정도는 우울증을 같이 앓는다고 한다. 우울증과 치매는 유사한 점이 많다. 자칫하면 본인이나 가족이 인지하는 병명에 오류가 생기기 쉽다. 치매를 앓고 있는 어르신들의 경우에는 우울한 기분을 호소하기보다는 특별한 원인 없이 여기저기가 아프다고 하거나, 몸이 피곤하고 소화가 안 된다는 등의 신체 증상을 호소하는 경우가 많아 가족들이 우울증이 같이 있다고 알아차리기가 쉽지 않다. 그리고 어르신들에게 사소한 것이라도 칭찬해주고 현재 있는 그대로의 모습도 괜찮다고 말해주는 것이 중요하다. 또한, 어떤 일이 있어도 옆에 있어 줄 것이라고 안심시키는 것도 필요하다.

우울증을 예방하기 위해 집에서 할 수 있는 제일 좋은 방법은 햇빛을 받으며 하루 1~2회 야외 활동을 하는 것이다. 산책하기도 좋은 방법이라 할 수 있다. 먼저 환자의 능력이 어떤지 파악한 후에 혼자 집 근처에 산책은 가능한지, 화장실은 갈 수 있는지 등 혼자 할 수 있는 것을 파악한다. 그렇지 않을 경우 보호자나 요양보호사 등 환자와 동행할 수 있는 동반자가 필요하다. 또한 요리를 함께 만든다거나 집안일에 참여하는 것을 적극적으로 격려하여야 한다. 현재 남아 있는 기능을 충분히 활용할 수 있도록 돕는 것이 중요하다. 그러는 동안 가라앉았던 기분이 조금씩 상승하는 기운을 느낀다. 하루 일과를 적절히 시간에 따라 나누어 규칙적인 생활을 할 수 있도록 계획을 세우는 것도 좋은 방법이다. 이때 주의할 점은 환자가 부담 없이 즐겁게 할 수 있는 일을 중심으로 일과표를 짜야 한다는 것이다.

위에 열거한 증상이나 우울증만이 아닌 스트레스, 공황 장애, 트라우마, 대인 기피, 부부 갈등, 불안 장애 등 현재 심리적인 어려움과 여러 가지 문제들도 상담이나 치료가 필요하다. 치매와 마찬가지로 우울증에도 신체 활동이 필요하다.

북유럽 쪽의 자살률이 높고, 일조량이 높은 남쪽 나라의 자살률이 낮다는 통계를 보면 햇빛은 분명히 우울증에 영향을 미치는 것이 분명하다. 내 생각으로는 특효가 있는 것 같다. 햇볕 좋은 공원이나 나무 그늘에 놓인 벤치에 앉아 음악을 듣거나 책을 읽는 것도 좋은 방법이다. 전문의는 벗어나겠다는 의욕만 있으면 우울증을 고칠 수 있다고 단언한다. 나만 아니라 누구나 우울증을 조금씩 앓고 있고 벗어나고자 하는 마음만 있으면 벗어날 수 있다는데 병을 키우고 혼자 끙끙대야 할 이유가 무엇인가? 우울증이 스며들 때 남쪽 나라 어느 해변의 하늘색 벤치에 누워 진한 햇볕을 받으며 지그시 눈을 감고 있는 나의 모습을 상상해보자. 금방 따뜻하고 행복한 기분에 잠길 것이 분명하다.

일단은 보건소에 가면 된다

올해 75세가 된 남자 어르신이 지소를 방문하여 오직 죽고 싶은 생각밖에 없다고 하였다. '일은 해서 무엇 하나?' 하는 생각과 함께 아무것도 하기 싫다는 거다. 자신은 틀림없이 치매에 걸렸으니 사람 구실도 못 하는 치매로 사느니 차라리 죽겠다는 것이다. 치매조기검진 결과 정상이었다. 그것도 아주 월등하게. 나는 보호자에게 전화를 걸었다. 배우자가 왔다. 환자 상태를 얘기하니 고개를 끄덕였다. 요즘 잘 다니던 경로당도 안 가서 부인은 경로당에서 점심을 먹는데 남편 점심을 차려주려고 일부러 집에 왔다가 경로당에 또 간다고 했다. 치매 조기 검진 결과 정상임을 알려주고 읍내 정신과 병원에 남편과 함께 방문할 것을 추천했다.

　며칠이 지나 두 분이 함께 서류를 들고 방문했다. 약 처방전이었다. 정신과 약을 복용하면 정부에서 치료비(정신과 치료를 목적으로 한 약값이나 진찰비의 실비 내에서 3만원까지)를 지원해준다. 나는 등록을 하고 투약 지도를 해주었다.

　어르신은 신기하다고 했다. 그렇게 죽고 싶기만 하고 움직이는 것조차 싫었던 마음과 몸이 약을 먹은 후로는 거짓말처럼 씻은 듯이 나아졌다는 것이다. 그 뒤로 경로당을 방문했을 때 여러 어르신들 틈에서 그 어르신도 함께 있는 것이 눈에 띄었다. 우울증도 치매와 마찬가지로 조기 발견이 우선이다. 그리고 초기에 약을 계속 복용하여야 한다. 정신과 의사가 그만 먹으라고 할 때까지. 본인의 생각으로 나아진 것 같다고 약을 끊어버리면 절대 아니 된다. 전문가는 괜히 전문가가 아니다. 그만한 능력을 소유하고 있는 사람들이다. 그 어르신도 괜찮길래 약을 끊었었다고 한다. 그랬더니 그 증상이 또 나타나서 무서워서 얼른 약을 먹었다고 했다.

　"하나님, 바라옵건대, 제가 바꿀 수 없는 것들을 받아들일 수 있는 평온과 제가 바꿀 수 있는 것들에 도전하는 용기와 그 차이를 늘 구분하는 지혜를 주옵소서."

미국의 목사인 라인홀드 리버의 기도문이다. 모든 것은 변하지만. 누군가를 변화시킨다는 것은 결코 쉽지 않은 것이다. 마음이 힘들 때 극복하기 위해서는 변화가 필요하다. 심리적인 어려움이 생기기 전 마음의 점검을 위한 차원으로 심리상담센터를 방문하는 것도 한 가지 방법이다.

자신이 몸담았던 곳에서 언제나 천재였던 빅터 프랭클의 안타까운 죽음을 두고 드는 생각이다. 빌 게이츠는 "하버드대 졸업장보다 독서하는 습관이 더 중요하다."라고 했다. 삶의 여정이 바빠서 지금까지 하지 못한 것이 있다면 적극적으로 시작해보기를 응원한다.

생명을 다하고 죽는 것은 어찌 보면 행복한 죽음이라 할 수 있다. 그래야 자손들은 고인의 마지막을 보면서 분노나 원망이 없는 깨끗하게 정화되는 느낌의 눈물을 흘릴 수 있는 것 같다. 아직 끝까지 살아보지도 못하고 삶의 희로애락을 느끼기도 전에 기운이 펄펄 남아 있음에도 불구하고 그냥 죽는 죽음은 억울하고 서럽고 원망스럽다. 우울증을 앓는 그들의 마음의 상태가 진한 눈물을 흘리고 싶었던 탓이라면 실컷 울면 될 것을. 잠깐의 잘못된 판단으로 죽음을 택하는 이들이 안쓰럽고 안타까운 마음이다.

노년에 찾아오는 우울증과 치매는 서로 증상이 비슷하다. 더러 치매로 위장하여 찾아온다. 그러나 적을 알고 나를 알면 백전백승이라고 했다. 우울증과 치매는 아는 만큼 보이고 보이는 만큼 고통과 부담을 줄여줄 수 있다. 우울증과 치매를 앓고 있는 환자와 가족들에게 질병으로 인한 고통이 없는 그날이 어서 오기를 간절히 바라는 마음이다.

8. 치매를 의심할 수 있는 초기 증상들

건강은 가장 가치 있다. 그것은 돈보다 더 귀중하다.
- 러시아 속담

허물없이 찾아갈 수 있는 사람

나는 직장 생활 초기 책을 많이 읽었다. 주로 에세이와 소설이었다. 나이 50이 넘으면 지나간 세월에 대한 기억이 희미해진다. 특히 글자가 문자화되어 딱딱하게 굳어진 것들에 대해서는 대부분 잊히지만 지금도 잊히지 않고 기억하는 문장들이 있다. 내 언어로는 표현이 안 되는 아름답고 고귀한 문장들이다. 그중에 한 문장이 유안진 교수가 쓴 에세이에 나오는「지란지교를 꿈꾸며」이다.

저녁을 먹고 나면 허물없이 찾아가

차 한 잔을 마시고 싶다고 말할 수 있는

친구가 있었으면 좋겠다.

(중략)

그러다가 어느 날이 홀연히 오더라도

축복처럼 웨딩드레스처럼 수의를 입게

되리니 같은 날 또는 다른 날이라도

세월이 흐르거든 묻힌 자리에서

더 고운 품종의 지란이 돋아 피어

맑고 높은 향기로 다시 만나지리라.

이 글은 감수성이 예민하던 10대 후반이었던 나에게 지울 수 없는 감동을 주었다. 지란지교(芝蘭之交)가 무엇이던가? 백과사전을 찾아보면 '지초(芝草)와 난초같이 향기로운 사귐이라는 뜻으로, 벗 사이의 맑고도 높은 사귐을 이르는 한자 성어'라고 되어 있다. 참고로 나에게는 이런 친구가 여럿 있다. 심지어 선배도 몇 명 있다. 내 인생의 값진 열매인 이들에게 나는 정년 퇴임 후 된장과 고추장을 만들어 매년 선물할 생각이다.

어려운 일에 직면하거나 도움이 필요할 때 우리는 우선적으로 가장 친한 친구를 찾게 된다. 혈육인 가족을 제치고 지란지교 같은 친구를 찾는 것이다. 만약에 내가 치매 진단을 받게 된다면 나의 지란지교에게 전화를 걸어 만남을 약속하고 어느 한가한 찻집에서 만나 몇 시간이고 밤이 늦을 때까지 서로 바라보고 있을 것이다. 으스름 녘이 되어 말없이 눈물을 보인 채 두 손을 꼭 잡고 헤어지기 아쉬운 연인들처럼 그렇게 한참을 서 있을 것이다.

치매는 모두에게 영향을 미친다. 치매와 동반되는 가장 기본적인 기억 장애와 정신 혼미가 치매 의심의 초기 증상들이다. 예를 들면 최근 일이 잘 기억나지 않거나 잘 다녔던 길을 갑자기 헤매는 경우가 있다. 건망증 같은 증상이 점점 심해지거나 갑자기 우울하고 화가 난다. 어디서 넘어지거나 다쳤는지 멍이 있을 때가 더러 발견된다면 치매를 의심해보아야 한다. 최근에는 젊은이들에게서도 치매 증상이 발견되고 있다.

B 어르신은 10년 전 즈음에 50대 초반의 부인이 위와 같은 증상들이 있어 거주지 병원들에서 아무리 약을 먹고 치료해도 효과가 없어 서울에 있는 종합병원을 찾아다녔다. 첫 번째 병원에서 치매라는 진단을 내렸다. 의사와 싸웠다. 우리 부인이 지금 나이가 몇 살인데 치매냐고 진료 똑바로 하라고 소리 지르고 나왔다. 그리고 두 번째 더 큰 병원을 찾아갔지만 그곳에서도 마찬가지 진단을 내렸다. 똑같이 또 싸우고 다른 병원으로 갔는데 그 병원에서도 치매 진단이 나왔다. 아주 억울하지만(?) 인정하지 않을 수 없었다. 지금 B 어르신은 부인을 지극정성으로 돌보고 계시다.

치매 초기 증상들을 대수롭지 않게 넘어가면 안 된다. 치매는 초기에 발견하는 것이 중요하다. 치매가 진행되면 가족이나 자신이 누구인지 자신의 곁에 있는 사람들이 자신과 어떤 관계인지 인식이 안 된다. 자신이 그들에게 어떻게 보여지고 이해되는지 더 이상 구분하지 못한다. 심해지면 아들과 딸에게도 "누구세요?" 하는 경우도 있다. 이는 치매에 걸린 당사자뿐만 아니라 가족들까지도 매우 당황하게 하고 화가 나게 하거나 절망하며 슬퍼하는 원인이 되기도 한다. 이러한 변화는 서서히 일어나지만 그 어느 때보다도 깊게 우리의 삶 속을 파고들어 크고 작은 생채기를 만들기도 한다. 결국 호불호를 떠나 받아들일 수 있든 없든 간에 치매 환자와 가족의 관계와 환경은 변할 수밖에 없다. 따라서 치매 환자와 그를 돌보아야 하는 가족인 나의 관계는 어떻게 유지하고 변화시켜야 하는지에 대한 고민과 노력이 일상화가 된다. 이러한 변화에 어떠한 태도로 적응하고 대처해야 될지 함께 생각해보는 시간을 갖고자 한다.

추억 속에서 미래를 꿈꾼다

치매가 어느 정도 진행되면 간헐적으로 깜박깜박했던 것이 완전히 기억나지 않는다. 사람과 사물을 못 알아보거나 헷갈려 한다. 최근에 했던 대화를 떠올리지 못하기도 한다. 단 과거의 일은 기억을 잘하는 편이다. 치매 환자와 그 가족을 위한 돌봄의 지혜가 가득 담긴 책이 있다. 버지니아 벨과 데이비드 트록셀의 저서다. 『치매 고귀함을 잃지 않는 삶』에서 가장 좋은 친구처럼 환자에게 접근하면 치매 환자와의 관계 변화에서 오는 고통과 상실감이 줄어들고 환자에게도 좋은 영향을 미친다고 하였다.

바로 지란지교 같은 친구가 필요한 경우다. 치매 환자를 돌보는 간병인이 아니라 환자에게 가장 좋은 친구가 되어 주고, 환자는 나를 자신의 동지라고 느끼게 된다는 것이다. 가족이 아닌 환자의 가장 좋은 친구 역할을 맡는다는 것은 환자를 사랑하지 않거나 덜 사랑하라는 것이 아니고 단순히 방법을 달리해서 접근하는 것을 의미한다. 환자와의 관계를 재정립한 가족은 좀 더 자연스러운 간호 방법을 배우게 된다. 어떠한 문제가 일어나기 전에 미리 예방할 수 있으며 환자와 새로운 관계를 맺음으로써 돌봄 제공자인 나에게 생기는 스트레스와 긴장을 만족감으로 바꿀 수 있다고 하였다. 또한 우정이 담긴 돌봄은 환자에게 사회 규범이나 지켜야 할 도리를 생각나게 도와주어 환자의 행동을 좋아지게 한다고도 하였다.

하지만 치매가 심해지면 과거 역시 기억에서 사라지게 된다. 언어 장애도 치매의 대표적인 증상이다. 말수가 줄어들다 아예 말을 못 하게 될 수 있다. 평소에 잘 했던 일들도 점점 할 수 없게 된다. 옷 입기나 신발 신기와 같은 간단한 동작도 누군가의 도움을 필요로 한다. 자신이 둔 물건을 어디에 두었는지 찾지 못하고 치매가 중기와 후기까지 진행되면 가족의 얼굴조차 알아보지 못한다.

과거 우리는 바쁘게 살았다. 나 자신을 돌보거나 친구와의 크고 작은 다양한 추억들을 만드는 데 소홀히 했다. 이를 소중히 여기지도 않았다. 결혼과 함께 우정은 어디론가 날아가 버리기도 했다. 가장 좋은 친구 즉 요즘 흔히 쓰는 말로 '베프'란 인생의 황혼녘에 찾아보는 의식 같은 것이 었다. 「지란지교를 꿈꾸며」에서 유안진 교수가 말한 것처럼 "저녁을 먹고 나면 허물없이 찾아가 차 한 잔을 마시고 싶다고 말할 수 있는 친구가 있었으면 좋겠다. 입은 옷을 갈아입지 않고 김치 냄새가 좀 나더라도 흉보지 않을 친구가 우리 집 가까이에 있었으면 좋겠다." 그런 친구를 만들어 보자. 친구가 체면을 유지할 수 있도록 배려하고 도우며 자주 관심 있는 표현을 하는 것도 빼놓을 수 없는 베프가 되기 위한 노력이다. 마지막으로 베프는 말로 표현하지 않아도 친구의 마음을 읽을 수 있으며 무언가를 하지 않고 가만히 곁에 있어 주는 것만으로도 큰 힘이 될 수 있다.

〈노트북〉이라는 영화가 있다. 치매에 걸려 매일 기억을 잃어가고 결국 자신을 남편으로 알아보지 못하는 사랑하는 아내 앨리를 위해 남편인 노아는 자신이 남편임을 알아달라고 강요하기보다는 요양원에서 새로 사귀게 된, 매일 책(자신들의 과거 이야기를 적은 일기)을 읽어 주는 '친구'로 접근한다. 늘 자신에게 친절하게 대해주고 재미있는 시간을 보내주는 그 친구에게 앨리 또한 마음을 열어 새로운 우정을 쌓아 가게 되며 자신을 남편으로 알아보지 못하는 아내이지만 함께 행복한 시간을 보낼 수 있다는 것에 만족감을 느끼는 노아의 모습 또한 매우 감동적이다. 가장 좋은 친구의 모습이다. 치매 환자를 케어(care)하는 당신에게 영화 〈노트북〉을 적극 추천한다.

치매 초기로서 본인도 가족도 치매를 인지하지 못하고 있는데 갑자기 낯선 곳에서든가 아니면 평소 다니던 길이라도 방향 감각을 잃을 수 있다. 길을 못 찾게 되면 본능적으로 가장 친절하게 보이는 누군가를 찾게 된다. 기억의 숲에서 길을 잃은 치매 환자가 가족이 아닌 가장 먼저 도움을 청할 수 있는 가장 친한 친구가 될 수 있기를 희망한다.

치매에 좋은 음식은 뭐가 있을까?

2007년도에 나온 특허(발명자: 김헌수 외)에는 결명자 추출물을 함유하는 인지 기능 장애 관련 질환 치료제와 인지 기능 장애로 알츠하이머성 치매와 뇌혈관성 치매가 기재되어 있다. 이처럼 결명자 추출물이나 결명자 차를 마시면 기억력 감퇴나 치매 건망증 인지 기능 저하를 예방하는 효과가 나타날 수 있다고 했다. 하루에도 수십 번 마시는 물 대신 결명자 차를 시원하게 해서 수시로 마신다면 치매 예방은 물론 눈과 간, 건강까지 챙기는 효과를 볼 수 있다는 것을 명심해두자.

쥐눈이콩이 있다. 효능이 좋아 약콩이라고도 부른다. 천연 에스트로겐이 풍부하여 여성의 갱년기 개선과 남성의 탈모 개선, 동맥경화, 고지혈증 개선, 항암 효과, 알츠하이머성 치매에도 우수한 효과를 나타낸다고 한다. 밥에 넣어 먹거나 물을 끓여 수시로 마시면 된다.

출처 : 보건복지부 중앙치매센터 홈페이지

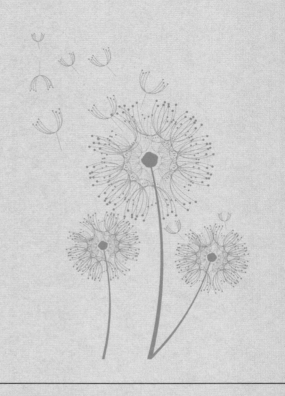

2장 알츠하이머는 생활 습관 병이다

1. 치매, 당신의 미래가 될 수 있다

병의 원인을 찾아 치료하는 것보다, 병에 걸리지 않도록 사전에 예방하는 것이 좋다.
- 스티븐 코비

옛이야기를 기억하기 위하여

치매 1

– 안인숙

기억하고 싶지 않은 영원히 잊고 싶지 않은 추억을

나의 의지와 상관없이 몽땅 잃어가는 몹쓸 병

살면서 절대 걸리고 싶지 않은 병

그러나 예고 없이 찾아와 나를 망가뜨리는 병

누가 저 산을 아름답다했는가

저 산 너머에 묻힌 사람의 심정을 예전에는 생각조차 못했다.

촛불처럼 타오르는 삶에 대한 미련이

아직도 남아 있음을 누가 알까?

실개천이 흐르고 옹달샘이 있던

파란 하늘이 그림 같았던

그날들은 아직도 기억이 생생한데

옛이야기는 파노라마처럼 기억의 저편에서 펼쳐지는데

어제의 기억은 왜 생소한 것인지 이유를 알 수 없음이 답답하다

차라리 어느 순간 나도 모르게 잠들어 버렸으면

그래서 우리 아이들이 나로 인하여 고생하지 않았으면

숱한 생각들을 하면서 또 한구석에선

한 알의 약을 삼키고 나면 모든 기억이 되살아나는

신약이 나오기를 간절히 바래어본다

참으로 역설적이다

젊은 여성이 치매에 걸린 채 남주인공과 사랑을 지켜나가는 드라마
가 있었다. 2011년에 방영된 〈천일의 약속〉이다. 서른 살의 젊고 아름다
운 여주인공이 알츠하이머병에 걸려 시청자들의 안타까움을 샀다. 최근
40~50대 젊은 층이 깜박거리는 증상을 호소한다. 심지어 20, 30대도 건

망증을 얘기하다가 물론 농담이겠지만 치매가 아닐까 말한다. 드라마처럼 젊은 사람도 치매에 걸릴 수 있나? 있다. 치매는 노인에서 주로 보이는 '뇌의 병'이지만 65세 이전에 치매가 시작되는 초로기 조발성(early onset) 치매도 드물지만 있다.

"요즘 정신도 기억도 깜박깜박해." 하면서 치매가 아닌지 농담반 진담반으로 물어보시는 분들이 꽤 있다. 그런데 이런 걱정을 하시는 분들의 상당수는 사실은 나이가 들면서 생기는 정상적인 건망증일 뿐 치매가 아닌 경우가 대부분이다. 그래도 혹시나 해서 몇 가지를 더 물어 보면 요즘 스트레스가 많았거나 또는 잠을 못 이루거나 혹은 일이 너무 많아서 정신을 못 차릴 정도로 바빴다는 대답을 듣게 된다. 이런 분들은 나중에 다시 만나게 되면 걱정거리가 해결되었거나 좀 쉬고 나서는 다시 기억력이 좋아졌다고 한다. 그럼에도 불구하고 계속해서 기억력이 회복되지 않았다면 병적 건망증(경도인지장애) 혹은 치매가 아닌지를 살펴보아야 한다. 우선 보건소를 찾아 치매조기검진 신경심리검사를 통해서 기억력, 언어 능력, 지남력 등의 인지 능력이 떨어져 있는지 또 일상생활에 지장을 주는가를 평가받아야 한다.

치매 예방을 위해서는 첫째, 금주와 금연이 우선이다. 술과 담배는 치매위험인자이기 때문이다. 과도한 음주는 뇌세포를 파괴시켜 기억력을 저하시킬 뿐만 아니라 치매의 원인인 고혈압, 당뇨병 등의 발병 위험을 높일 수 있다. 흡연은 만병의 근원으로 뇌 건강에 몹시 해롭다. 담배를 피우면 치매에 걸릴 위험이 안 피우는 경우에 비해 1.5배나 높아진다.

둘째, 부지런히 읽고 쓰는 것도 치매 예방을 위하여 꼭 실천해야 한다. 우리 지소를 자주 방문하시는 C 어르신이 계시다. 요즘 들어 깜빡거리는 횟수가 늘었다고 치매조기검진을 요청하였다. 검사 결과 인지 저하였다. 협력병원에 의뢰하여 영상검사 등을 하였다. 실시 결과 정상으로 나왔다. 어르신께 정상임을 설명 드리고 인지 저하가 나온 선별검사에 대하여 고개를 갸우뚱했더니 어르신께서 사실 고백을 했다.

"요즘 들어 정신도 없고 집안일하기도 힘들어 치매 진단을 받으면 요양등급 받기가 수월하지 싶어 선별검사 용지를 아들에게 구해달라고 해서 그걸 외워서 일부러 틀리게 했는데 어떻게 자기가 가짜 치매 환자인지 밝혀낸 것이 신기할 뿐."이라고 하셨다. 자녀들은 모두 외지에 사는데 혼자서 집안일하기가 힘들어 자신의 건강 상태로 보아 요양등급 받는다는 것은 어려울 것으로 생각되어 거짓으로 치매 환자인 척해서 요양보호사를 쓰고 싶었는데 일이 뜻대로 안 되었다는 것이다.

어르신들과 얘기하다 보면 깜짝 놀랄 때가 있다. 어느 순간 기발한 생각을 떠올리기 때문이다. 이 어르신은 교회를 열심히 다니시면서 활동을 많이 하시는 편이다. 시간이 될 때마다 성경책도 보신다. 그러면서 자연히 두뇌 활동이 이루어진 것이다. 어르신의 뇌는 아주 건강하다고 신경과 전문의가 칭찬해주셨단다.

치매에도 안 좋은 성인병

셋째, 성인병 특히 고혈압 고지혈증 당뇨병은 잘 관리하여야 한다. 말은 쉽지만 성인병 관리는 어려운 것이 사실이므로 노력을 하여야 한다. 정상 혈압을 항상 유지하는 일은 치매 예방의 첫걸음이다. 평소 혈압을 자주 측정하고 혈압이 높은 경우 전문의와 상의해서 적절한 치료를 지속적으로 받는다.

음식은 덜 짜게 덜 맵게 덜 달게 섭취하는 식이요법을 해야 한다. 퇴행성 치매의 경우 확실하게 입증되어 있는 예방법은 없지만 혈관성 치매의 경우는 초기에 고혈압, 당뇨병, 심장 질환 등의 원인 질환을 조절해주고 적절한 치료 관리를 시행하면 조기에 예방 및 치료가 가능하다. 당뇨의 진행을 억제하면 혈관 질환이나 뇌졸중이 치매로 발전하는 것을 막을 수 있다. 정상 혈당을 유지함으로써 혈관성 치매를 예방하는 것이 중요하다.

넷째, 심장병을 치료해야 한다. 심장병은 혈전 등을 통해 뇌혈관 질환을 유발함으로써 혈관성 치매 위험을 높인다. 심장병을 초기에 발견하고 적절한 치료를 받는 것이 중요하다.

다섯째, 지인들과 만나 즐겁게 대화하고 취미 생활을 한다. 다양한 흥미와 관심을 가지고 일이나 취미 생활을 오래할수록 뇌 활동에 자극을 주어 치매 예방에 도움이 될 수 있다. 새로운 활동이나 새로운 사람들과의 만남으로 함께 하는 시간들을 즐김으로써 삶의 의욕을 높이고 신체 및 정신의 노화를 예방하는 효과를 가질 수 있다.

여섯째, 주기적으로 1년에 한 번 치매 검사를 실시한다. 치매를 조기에 발견할 수 있는 방법으로 중요하다. 노화로 인한 단순한 건망증이라고 생각하여 무조건 무시하고 넘기다가 치료 시기를 놓치는 경우가 많다. 정기적인 치매조기검진을 통해 현재 나의 상태를 점검해보는 것이 좋다.

일곱째, 우울증을 치료해야 한다. 얼마 전에 만난 지인이 주변에 이렇게 우울증 환자가 많은지 예전에는 미처 몰랐다고 했다. 누군가가 자살했다는 보도가 나오고 평소에 우울증을 앓고 있었다는 사연이 뒤따른다. 사람이라면 누구나 조금씩은 앓고 있는 게 우울증인데 심해지면 자살로 이어질 수도 있다고 한다면 한 번쯤 자신의 정신 상태를 점검해볼 필요가 있다.

직업 탓으로 이런저런 상담을 해오는 사람들이 많다. 낮 시간의 대부분은 이분들이 나를 차지하여서 다른 일을 하기가 힘들다. 그들은 우울증을 앓고 있다고 호소하기도 하고 우울증에 대하여 묻기도 한다. 평소 항상 행복해 보이는 얼굴의 부유하게 사는 사람부터 잘나가는 성공한 젠틀맨까지 매일매일이 행복해서 절대 우울증 같은 건 안 걸릴 것 같은 사람들도 우울증을 호소한다. 우울증은 충분히 치료가 가능한 질병이므로 조기에 적절한 전문의 상담과 치료를 하여야 한다.

알츠하이머병과 같은 퇴행성 치매의 경우 완치할 수 있는 치료법이 현재 개발되어 있지는 않지만 혈관성 치매의 경우 원인이 되는 고혈압, 당뇨, 심장 질환, 고지혈증 등을 조절해주고 적절한 치료를 하여 치매의 악화를 막을 수 있고, 증상 호전도 기대할 수 있다. 심혈관계 위험 요인들을 줄이고 건강한 생활 습관, 올바른 운동법, 좋은 식습관 등을 통하여 상당 부분 예방이 가능하므로 치매 예방법을 잘 실천하여 치매를 예방하도록 하자.

치매 환자, 당신의 미래가 될 수 있다. 누구도 걸리고 싶지 않은 병. 그러나 누구나 안심할 수 없는 병. 치매 예방을 위하여 지금부터 다함께 나아가자. 레츠 고 (Let's Go).

2. 건강한 생활 습관이 위험을 줄인다

얻기 어려운 것은 시기요, 놓치기 쉬운 것은 기회다.
- 조광조

건강을 위해서라면

초가지붕은 아니지만 지붕에 올린 박이 익어가는 계절이 왔다. 어릴 적 이맘때면 하얀 박꽃도 예쁘지만 연둣빛으로 동그라미가 되어 마치 보름달 같은 모양으로 지붕 꼭대기에 얹어져 있는 커다란 박을 보는 즐거움도 컸다. 왜냐하면 그 박들이 익어가는 서리가 내릴 무렵이면 동그랗던 박들은 크기에 따라 갖가지 모양의 바가지로 탈바꿈하여 부엌이나 우물가에서 요긴하게 쓰이기 때문이다. 이맘때 즈음의(덜 크고 덜 익은 상태) 박을 아버지가 따 놓으면 엄마가 반으로 갈랐다. 하얗게 드러나는 박속이 예쁘다는 사실을 그때 알았다. 쌀뜨물을 넣고 끓인 박속 국을 우리 가족 모두는 아주 잘 먹었다. 특히 아버지는 두 그릇을 드셨다. 지금도 그 맛을 잊지 못하지만 다시는 볼 수 없는 내 사랑하는 아버지의 표정이 그립기만 하다.

건강한 생활 습관을 항상 유지하는 것을 누구나 원하지만 누구나 이루고 살기는 쉽지 않다. 그러면 건강한 생활 습관을 어떻게든 만들어서 치매 위험을 줄여야 되는데 무엇을 어떻게 하여야 할지가 문제다. 그중에 우선 우리가 매일 섭취해야 하는 식생활도 포함된다. 식성에 따라 다르지만 나는 가을의 별미로 박 요리를 추천한다.

고혈압, 당뇨, 고지혈증, 비만, 심장병을 관리하지 않는 것은 치매로 가는 지름길이다. 뇌혈관 질환의 위험 인자들은 혈관성 치매뿐 아니라 알츠하이머병의 발병에도 영향을 미치며 건강한 혈관을 유지하는 것이 치매 예방에 대단히 중요하다는 것이 연구를 통하여 밝혀졌다. 이렇게 강조해도 꿈조차 꾸지 않는 강심장들도 허다하다. 죄송스럽지만 나를 포함하여. 당뇨병의 경우 고혈당에 의한 혈액 점성의 증가 및 신경조직에 대한 독성 작용으로 손상을 초래하므로 예방과 혈당 관리(당뇨 환자 기준 당화혈색소 수치 6 이하)가 중요하다. 비만의 경우 정상 체중보다 치매에 걸릴 확률이 2.5배 높아진다는 연구 결과가 있는데 이는 지방세포에서 분비되는 물질들이 혈관에 나쁜 영향을 주거나 혈관의 노화를 촉진해서 치매를 유발하기 때문이다. 생활 습관을 바꾸면서 성인병과 비만, 심장병을 조기에 발견하고 적절히 치료하는 것이 중요하다.

　운동을 적극적으로 실천하고 올바른 음식 섭취를 병행하는 것도 중요하다. 내가 할 말은 아니지만 무엇보다도 중년이 될수록 늘 자신의 뱃살 관리에 신경 써야 한다. 불룩하게 나온 뱃살은 각종 성인병의 지름길이다.(이 글을 쓸 때는 쥐구멍이라도 들어가고 싶었다. 이 책을 읽으시는 독자들을 위해서라도 지금부터 살을 뺄 작정이다.)

　치매 예방을 위해서는 머리를 보호하여야 한다. 교통사고, 머리 폭행, 낙상, 운동선수 특히 권투나 레슬링 선수에게 만성적으로 가해지는 젊은 시절의 작은 뇌 손상이 반복된 결과 파킨슨병이나 치매로 고생을 하는 사람들도 있다. 김대중 전 대통령의 장례 과정에서 큰아들인 김홍일 전 국회의원이 80년대 남산에 끌려가 당한 고문 후유증으로 파킨슨병을 앓고 있는 것이 미디어를 통해 보도되기도 했다. 젊고 패기에 찼던 김 의원을 기억하는 사람들이 그때의 모습을 보고 안타까워했다. 전혀 낯설고 생소한 모습이었다. 머리에 충격을 받은 사람은 사고 이후에 신경세포의 손상으로 인해 기억력에 문제가 나타나는 경우가 많다.

치매에 좋은 끄적거리는 습관

　거실에서 TV를 물리친 당신에게 바둑이나 장기로 취미를 돌리라고 감히 말하고 싶다. 생활 습관을 바꾸려면 운동을 하고 뇌 외상에 주의를 기울이고 뇌를 지속적으로 움직이는 것이 필요하다. 책을 읽거나 일기를 쓰는 것도 좋다. 다른 사람들과 공통의 관심사에 대하여 얘기하고 음악이나 미술 작품을 감상하거나 명상을 하는 것도 좋은 방법이다. 사회 활동 특히 봉사 활동에 적극 참여하는 것이 뇌를 훈련시키는 아주 효과적인 방법이다. 하늘은 높고 말이 살찐다는 계절, 가을이니 만큼 머리를 많이 쓰라는 의미로 책 읽기를 권한다. 요즘은 각 지방자치단체의 공공도서관이나 대학 도서관의 시설이 너무 잘 되어 있다. 마음먹고 도서관에 발을 들여놓기가 힘들어서 그렇지 도서관 안에 들어가기만 하면 시간 가는 줄 모르고 독서 삼매경에 빠지고 말 것이다. 도서관의 분위기가 그렇게 만든다. 자녀들에게만 공부해라, 책 읽어라 하지 말고 본인부터 실행에 옮길 것을 적극 권장한다. '백문이 불여일견'이라 하지 않던가? 평생 지속적인 교육을 통한 활동에 참여하면서 표현하기도 하고 종교 활동이든 취미 활동이든 사람들이 모여 활동하는 곳에 함께 어울리는 것이 필요하다. 움직이지 못하고 두 달 정도 누워만 있어도 근육이 빠져나가 걸을 수 없게 되듯이 뇌를 사용하지 않으면 퇴화하여 둔화된다. 의학적으로는 지적 활동이 뇌의 혈액순환을 증가시키며 뇌 안에 새로운 신경연결조직의 형성을 촉진하기 때문이라고 한다.

운동은 성인병을 막아주고 몸의 균형 감각을 길러줄 뿐만 아니라 뇌혈관을 맑고 깨끗하게 유지하는 데 도움이 되고 뇌를 자극해서 뇌의 위축을 적게 한다. 하루 30분씩 일주일에 3일 이상을 걷기를 권한다. 이른 아침에 잠에서 깨어 공원이나 낮은 산에 오르면 공기가 맑아 상쾌한 기분이 든다. 이런 곳을 걸으면서 명상을 하는 것은 최상의 운동이다. 운동은 젊었을 때부터 시작하는 게 좋다. 운동을 하면 치매를 일으키는 독성 단백질의 축적량이 감소하고 동맥경화를 일으키는 콜레스테롤 수치도 낮아진다. 중년에 신체와 뇌를 활발하게 사용하지 않은 사람은 노년에 치매에 걸릴 위험이 3배 높고 비만인 사람은 2배 높다는 연구 결과가 있다. 손을 많이 움직이는 것도 중요하다. 우리나라 사람들이 사용하는 젓가락이 두뇌에도 좋은 영향을 끼친다고 한다. 중국인이나 일본인도 젓가락을 사용하긴 하지만 나무젓가락이라서 쇠를 사용하는 한국인이 건강에는 더 유리하다고 한다. 종이접기, 그림 그리기 등 무엇이든 좋다.

지금까지 많은 치매 예방법들이 소개되고 지금도 홍수처럼 쏟아지고 있다. 하지만 그 중의 일부는 다소 과장되거나 심지어 상업적인 성격으로 비용이 많이 드는 경우도 있다. 일상생활에서 쉽게 실천할 수 있는 치매 예방법을 아래와 같이 정리했다.

1. 운동을 하며 뇌 외상에 주의한다.
2. 생활 습관을 바꾼다.
3. 올바른 식이요법을 실천한다.

4. 금주, 금연을 한다.

5. 스트레스를(불안감 포함) 줄인다.

6. 우울증을 적극적으로 치료한다.

7. 뇌 활동을 지속적으로 실천한다.

8. 치매 조기 검진을 매년 또는 6개월에 한 번 받는다.

치매의 종류 1 : 혈관성 치매

혈관성 치매란?

혈관성 치매는 뇌의 혈액 공급의 문제로 발생한 치매를 의미한다. 혈관성 치매의 경우 뇌 혈액 순환의 문제가 직접적인 원인이 된다. 혈관성 치매를 일으키는 뇌혈관 질환에는 뇌혈관이 좁아지거나 막혀서 나타나는 허혈성 뇌혈관 질환과 뇌혈관의 파열로 인해 출혈이 발생하는 출혈성 뇌혈관 질환이 있다. 두 번째로 흔한 치매의 원인으로, 전체 치매의 15~20%를 차지한다. 뇌혈관 질환의 종류, 크기, 위치에 따라 다양한 증상과 경과를 보일 수 있다. 혈관성 치매는 고혈압, 당뇨, 고지혈증 등이 있는 경우, 흡연을 하거나 과음을 자주 할 경우 발생 위험이 증가한다. 뇌혈관 질환이 있다고 해서 반드시 혈관성 치매가 나타나는 것은 아니고, 뇌졸중 이후에 약 1/4에서 혈관성 치매가 생긴다고 한다.

혈관성 치매의 특징과 증상

혈관성 치매는 원인 뇌혈관 질환의 종류, 크기, 위치에 따라 다양한 증상과 진행을 보일 수 있다. 혈관성 치매에서 흔히 나타나는 인지 기능 증상으로는 주의력 저하, 자기조절능력 저하, 계획력 저하 등이 있으나, 뇌

혈관 질환이 발생한 위치에 따라 증상이나 경과도 다르게 나타날 수 있다. 큰 혈관이 막혀서 생긴 경우 심각한 증상이 갑자기 나타날 수 있고, 미세한 혈관들이 하나씩 막히면서 발생할 경우 천천히 조금씩 진행할 수도 있다. 또 중간 크기의 혈관들이 하나씩 막힌 경우 증상이 한 번씩 갑자기 진행되는 '계단식 진행'을 보일 수도 있다. 혈관성 치매의 또 하나의 특징은 뇌졸중 증상이 동반될 수 있다는 것이다. 즉, 팔다리나 얼굴의 마비, 발음 장애, 삼킴 곤란, 요실금 등과 같은 증상이다.

혈관성 치매의 치료

가장 중요한 것은 뇌혈관 질환을 악화시키지 않도록 하는 것이다. 고혈압, 당뇨병, 고지혈증에 대한 적극적 치료와 뇌경색의 경우 아스피린 등으로 혈관에 피떡이 끼지 않도록 하는 치료가 우선 되어야 한다. 다른 치매와 마찬가지로 인지 기능을 개선하기 위해 약물 치료와 비약물 치료가 함께 쓰인다. 약물 치료의 경우 혈관성 치매의 인지 개선 치료만을 위하여 개발된 약은 아직 없으며, 많은 경우 알츠하이머병의 치료에 쓰이는 아세틸콜린 분해효소 억제제(Acetylcholinesterase inhibitor, ACEI)와 NMDA 수용체 길항제(NMDA receptor antagonist)가 사용된다. 비약물 치료는 환자의 상태에 맞추어 진행되며, 다양한 기법이 사용된다.

출처 : 보건복지부 중앙치매센터 홈페이지

3. 책 읽기 습관이 치매를 예방한다

시간과 정성을 들이지 않고 얻을 수 있는 결실은 없다.

- 그라시안

바야흐로 시간은 나를 기다려주지 않는다

내가 어릴 적에는 등잔불이 있었다. 나무로 만든 등잔 디스펜서에 석유로 속을 가득 채운 하얀 등잔을 올려놓고 끄트머리에 작은 타원형의 빨간 물이 들어 있는 성냥을 찌익 긁으면 주황색의 불이 확 피어올랐다. 그것을 등잔 심지에 갔다 대면 드디어 등잔에 불이 붙고 방안이 환해졌다. 우리는 할머니를 중심으로 화롯가에 모여 앉아 옛날이야기를 듣거나 할머니의 어릴 때 이야기를 들었다. 늦은 밤 고개를 넘을 때면 산속에서 호랑이 불이 반짝거려 무서워서 한걸음에 뛰어 집으로 들어왔다는 것에서부터 여우가 왔다 갔다 하는 것을 보았다는 이야기까지 다양한 이야깃

거리를 할머니는 어떻게 그렇게 매일 들려주셨는지 궁금하다. 동화책이 없던 그때 할머니의 옛날이야기가 유일한 우리의 독서였다. 커다란 괘종시계가 여덟 번을 울리면 할머니는 우리에게 일기장을 내밀어주시며 빨리 일기 쓰기를 재촉했다.

세월이 흘러 시대가 변하여 지금은 스위치만 누르면 환해질 뿐 아니라 전등의 모양이나 불빛도 너무 많아 고르기도 어렵다. 불빛이 환해진 반비례로 아이든 어른이든 책을 가까이하는 사람은 드물다. 어르신들 중에는 석유 살 돈이 없기도 하거니와 있어도 아끼느라고 불을 안 켜고 밤이면 달빛을 따라 다니며 책을 봤다고 한다. 그런데 이렇게 좋은 세상에 공부만 하라는데 공부도 못하느냐며 나에게 화를 내신다. "어르신, 저는 책 잘 읽는데요." 하면 "으응. 그려, 그래야지." 하신다. 일이 바쁘게 돌아갈 뿐 아니라 스트레스마저 안개처럼 자욱하게 머릿속을 채우는 사회의 조직원들이나 공부에 시달리는 아이들 또한 책 읽기라는 것이 스스로 가까이 찾아오는 것은 아니다. 그렇기에 누구도 강요하지 못한다.

그러나 오늘의 주제가 무엇인가? 바로 '책 읽기 습관이 치매를 예방한다.'가 아니던가. 한때 코미디 프로그램에서 "대한민국에 안 되는 게 어디 있니? 다 된다." 이런 말이 유행어가 되었던 때가 있었다. 그 개그맨의 말을 빌어서 안 되는 것이 어디 있느냐고 말하고 싶다. 일을 마치고 나면 솜이불을 물을 담가 놓은 듯이 몸이 무겁고 피곤한 게 사실이다. 지쳐 쓰러질 것 같은 육신을 푹신푹신한 침대에 눕히고 싶어진다. 그렇다면 내 인생은 그만큼의 열매만 거둘 수 있다. 더 이상의 발전은 기대하기가 어려워진다. 바쁘고 힘들지만 그래도 시간을 내어 책을 읽어야 한다.

누군가에게 독서를 얘기하면 "난 소용 없어. 금방 들은 것도 잊어버리는데 책 읽은 걸 어떻게 기억해?"라고 한다. 기억을 사전에서 찾아보면 '이전의 인상이나 경험을 의식 속에 간직하거나 도로 생각해 냄'이라고 되어 있다. 그러나 이전의 인상이나 경험을 꼭 의식 속에 간직하고 도로 생각해 내야 할 필요는 없다. 왜 그러한가를 이해하려면 먼저 기억이 어떻게 형성되는지를 알아야 한다.

1937년 미국의 신경과학자인 파페츠 박사는 우리의 감정을 조절하는 신경회로를 연구하였다. 그리고 감정표현과 연관된 뇌 구조를 연결하였고 그 회로를 자신의 이름을 붙여 파페츠 회로라고 하였다. 이후 다른 과학자들이 이 파페츠 회로가 망가지게 되면 감정뿐만 아니라 기억이 상실됨을 알게 되었고, 이 회로를 기억과 연관된 중요 회로로 확인하게 된다. 그 회로의 중심에는 해마라는 구조물이 있다. 해마에 들어온 정보는 파페츠 회로를 통해 전체 뇌로 전달되며, 해마에서는 기억할 것을 등록시키고 이것이 의미가 있는 것이라면 대뇌로 전달하고 저장하게 한다.

이렇듯 애써 우리가 열심히 외워서 기억하지 않아도 한 번 훑어본 내용들은 우리의 의식 속에 남아 스스로 기억 속에 저장된다. 행정고시를 준비하던 아주 짧은 시기 그때 한국사 공부를 위해 EBS 동영상 강의를 듣는데 우리 아들은 TV를 보고 있었다. 그런데 나중에 아들이 "엄마, 무구정광대다라니경이 석가탑에서 발견된 거라고 했지?" 했다. 나는 깜짝 놀라서 "우리 아들이 그걸 어떻게 알았어?" 했다. 그럴 수밖에 없는 것이 그때 아들은 초등학생이었다. "TV 보면서 들었어요."라고 했다. 본인이 듣고 싶지 않아도 또 기억하고 싶지 않아도 나도 모르게 기억되는 것들도 많이 존재한다. 우리는 그것을 추억이라 이름 하기도 한다.

TV 리모컨 대신 책을 읽는 당신이 아름답다

한국인을 포함하여 서양인에게도 많은 알츠하이머병은 해마가 서서히 병적으로 작아져서 나타난다. 해마가 작아져서 일을 제대로 못 하니 기억이 저장이 안 된다. 그러므로 최근의 기억 자체가 형성되지 않는 것이다. 해마는 매우 원시적이며 역동적 구조다. 일을 열심히 하다 보니까 작은 충격에도 쉽게 다친다. 해마는 기억의 첫 관문이다.

가장 쉬운 예로 과음 후 기억이 안 나는 현상이다. 과음을 하면 해마가 망가진 것은 아니지만 해마에서 뇌로 전달하는 신경전달이 제대로 안 되어 뇌에 기억이 저장되지 않는다. 그래서 기억을 못 한다고 한다. 또한 뇌가 많이 손상되면 저장 창고가 무너진 것이기 때문에 기억을 불러올 수 없다. 교통사고 등으로 뇌를 심하게 다치게 되면 기억이 사라질 수 있다. 뇌 손상에 의해 기억이 없어지면 최근 기억이 예전 기억보다 더 많이 없어진다. 다양한 뇌 질환에 의해 기억은 손상 받게 된다.

정권이 바뀌면 어김없이 등장하는 것 중에 고위 공직자의 자질을 평가하는 청문회가 있다. 또 어떠한 사유로 인하여 경찰이나 검찰에 소환되어 포토라인에 서는 공직자나 기업의 대표, 국회의원이 잘 하는 말이 있다. "기억이 나지 않습니다." 그들의 기억 상실의 진위 여부가 궁금하다. 그러나 우리는 지켜보아야 한다. 제발 기억이 돌아와 상처 받은 국민의 마음을 씻어주기를. 그리고 국민들은 어쩌면 진실을 알고 있다는 사실을 알아주기를.

2018년 기준 65세 이상 노인 인구가 761만 명이 되었다. 이 가운데 국민건강보험공단에서 노인 장기요양보험의 돌봄을 받고 있는 노인의 수는 67만 명이 되는 것으로 나타났다. 노인 10명 중 1명은 노인성 질환이나 치매 등으로 사회적 돌봄을 받고 있고 그 수는 계속 늘어날 전망이다. 왜냐하면 돌봄을 필요로 하지만 아직 요양등급을 받지 못하였거나 금전적인 문제로 인하여 정부의 혜택을 받지 못하는 가정도 많이 있기 때문이다. 2025년이 되면 노인 인구는 전체 인구의 20%를 넘겨 초고령화 사회에 진입할 전망이다. 노인 문제는 곧 나와 당신을 포함한 모두의 미래 문제가 되었다.

또한 노인 장기요양보험 제도는 많은 허점이 있음에도 문제점을 드러낸 채 그대로 방치되어 있다. 요양보호사의 손길이 꼭 필요하지만 등급을 받지 못해 그냥 사망하거나 병세가 악화되어 손쓰기가 어려워지는 경우도 있다. 때로는 질 낮은 서비스로 인하여 이용자들로부터 사회적 돌봄을 '현대판 고려장'이라고 비난 받는 경우도 있다. 노인 장기요양보험 제도를 다시 재정립할 필요성이 크다. 이와 반비례로 투입되는 비용은 꾸준히 늘어 2022년에는 기금의 잔고가 바닥날 수도 있다는 전망이 나오기도 한다. 전문가들은 지금 이대로라면 노인 장기요양보험 제도가 지속되기 어렵다고 말한다.

지금까지 현재 우리가 처해 있는 노인 복지의 일부분을 얘기했다. 온종일 TV 볼륨을 높였다 줄였다 하는 당신에게 이제 TV 리모컨 대신 책을 손에 쥐어보라고 권한다. 처음에는 다소 힘들겠지만 식사시간만이라도 TV를 끄고 가족과 이야기를 나누면서 맛나게 식사를 하라고 권한다. 일요일은 가족과 함께 보내며 산에도 다녀오고 도서관에 들러 책을 읽다가 함께 귀가하는 아름다운 풍경을 그려본다. '이제 노력하지 않으면 살기가 힘든 세상이다.'라고 하면 '언제 살기 좋은 세상이 있었느냐.'라고 반문할 수도 있겠지만 지금까지는 서양에서도 부러워하는 효(孝)문화가 살아 있어서 그래도 어르신들의 노년의 삶은 유지가 되었다. 그러나 이제는 노인이 젊은이를 부양하고 있는 가정도 많이 있다. 다 자란 아들과 딸이 취업도 못 하고 결혼도 안 하고 집안에 있으니 이를 어찌하랴.

책 읽기 습관이 치매를 예방한다.

'엎질러진 물은 다시 담을 수 없고 입 밖으로 나온 말 또한 다시 주워 담을 수 없다.'

우리 노년의 풍경이 황량하지 않도록 지금부터 준비해두자. 책 읽기를 열심히 해서 기억이 녹슬지 않도록 관리해보자. 그리하여 아름다운 세상에서 품질 좋은(양질의) 노인 요양 서비스를 받고 삶의 질을 높이자. 노인의 인권이 살아 숨 쉬는, 노인을 위한 나라가 되도록 다함께 노력을 아끼지 말자.

4. 나는 일부러 매일 걷고 일한다

순간들을 소중히 여기다 보면, 긴 세월은 저절로 흘러간다.
- 마리아 에스워스

욕망이라는 이름의 노력

어릴 적 서산에 위치한 외갓집에 가려면 끝없이 펼쳐진 길을 엄마 손 잡고 걸어 파란색과 하얀색 줄이 그려졌던 완행버스를 타고 갔다. 예전의 그 길은 신작로 길이었다. 길 양쪽에 미루나무가 서 있고 저 언덕 고개까지 신작로는 활짝 펼쳐져 있었다. 그곳에서 평소에는 동네 친구들과 숨바꼭질 놀이를 하며 뛰어 놀았다. 버스가 닿지 않던 70년대 우리는 그 길을 버스가 다니는 곳까지 걸었다. 2시간은 족히 걸렸다. 지금보다 밥도 많이 먹고 자고 싶을 때 실컷 자도 살이 찌지 않았던 것은 아마도 그 걷기 때문이었을 거라고 생각한다. 그에 비해 현대인은 너무 걷지를 않는다. 조금만 걸어가면 될 가까운 거리도 일단은 차를 타고 본다. 그래서 지금 대한민국은 치매와의 전쟁도 하고 있지만 성인병과의 전쟁도 진행 중이다.

예전 영화 중에 〈부머랭(boo-merang)〉(1947)과 〈거리의 혼란(Panic in the Streets)〉(1950)를 연출한 엘리아 카잔 감독의 〈욕망이라는 이름의 전차〉(1957)가 있었다. 조각 미인으로 고전 연기의 정석인 명품배우 비비안 리가 주연을 맡았고 영화계에 혁명을 불러일으킨 반항아 말론 브란도의 연기력도 빼어나게 빛난 영화였다고 기억한다.

누구나 가슴 속에는 욕망이 있다. 누군가는 그 욕망을 이루기 위하여 피나는 노력을 아끼지 않고 다른 언어를 찾을 수 없도록 정말 피나게 노력한다. 그러나 그 결과는 기대에 못 미치는 경우가 허다하다. 왜냐하면? 방향키를 잘못 잡았기 때문이다. 나에게도 맞고 미래성도 있어야 하는데 콘텐츠나 노하우가 부족해서 노력한 만큼의 결과 값이 나오지 않는 것이다. 그저 안타까울 뿐이다. 그러나 다시 도전하라고 말하고 싶다. 단, 정비를 다시 해서. 그러면 반드시 자신이 원하는 결과의 값을 꼭 얻어내리라고 믿는다.

나는 최근에 자리에서 일어나려면 엉덩이 쪽 뼈가 시리도록 아파서 몇 분 동안 누워서 실랑이를 해야 일어날 수 있었다. 처음에는 내가 잠을 잘 못 자서 그런가 보다 했는데 그 증상이 계속되었다. 아차, 했다. 병원에서 진단은 받지 않았지만 아마 디스크의 확률이 높다는 생각이 들었다. 현대인의 대부분이 그렇듯이 바빠서 당장 병원에 갈 시간이 없었다. 아쉬운 대로 안마의자에서 안마를 몇 번씩이나 했다. 그러면서 천천히 걷기를 하루에 1시간 정도 했더니 어느 순간부터 그 증상이 없어졌다. 그냥 방치해두면 그 증상은 엉덩이에 머무르지 않고 밑으로 쭉 내려가 다리까지 가게 되고 그러면 걷기가 어려워져서 수술을 해야 한다.

치매도 조기 발견 초기 치료가 중요하듯이 모든 질병도 마찬가지다. 아니, 질병뿐 아니라 세상을 살면서 발생하는 일이나 문제 모두가 다 조기 발견 초기 수습이 정답이 아닐까? 그냥 방치하거나 내버려둠으로 인하여 걷잡을 수 없이 문제가 커지는 경우도 많이 보아 왔다. 크게는 국가를 책임지는 국정 운영에서부터 작게는 개인의 인생까지.

두려워하지 않고 조기에 발견하고 빨리 대책을 세워 호미로 막을 것을 나중에는 가래로도 못 막는 경우를 두지 말고 빨리 수습해보자. 생각보다 어렵지 않게 금방 해결되는 경우가 많다.

조기 발견 초기 치료가 중요

치매에 있어서는 조기 발견 초기 치료가 중요함을 지나 소중하다. 초기 치료할 때의 결과와 주위 사람들이 모두 인지할 정도로 진행되어서 그때서야 치료에 들어가는 경우, 결과의 차이는 비교가 안 될 만큼 많이 난다. 무조건 초기 치료가 정답이다. 여러 번 밝혔듯이 초기에 치료가 들어가면 더 이상 증상의 진행 속도를 멈출 뿐더러 완치는 아니더라도 정상인처럼 일상생활이 가능하다. 하지만 치료가 늦게 들어가면 앞에서 고사리 꺾어다가 장롱 속에 넣어 두었던 어르신의 경우처럼 치료를 하고 싶어도 할 수 없는 경우도 생긴다. 약을 먹어도 이미 진행이 많이 된 상태라 약이 잘 듣지를 않거나 환자가 사망해버리는 것이다. 여기서도 본인이나 가족들과 주위 사람들의 지혜나 현명함을 필요로 한다.

얼마 전 베이비붐 세대가 알츠하이머 환자의 가족이 아니라 바로 알츠하이머 환자가 된다는 미국치매협회의 글을 읽었다. 누구나 독자적인 자신의 노후를 계획하지만 환자의 가족이 아닌 당사자가 된다는 사실은 생각하지 못한다. 아니 생각하지 않으려 한다. 치매에 대해 알면 내 부모형제나 주변의 누군가가 치매가 의심된다거나 걸렸을 때 좀 더 잘 간호해줄 수 있다.

통계청은 내년부터 베이비붐 세대(1955~1963년)가 본격적으로 고령인구에 진입하면서 65세 이상 인구가 연평균 48만 명씩 늘어난다고 밝혔다.

2020년부터 한국경제의 성장 엔진인 15~64세의 생산연령 인구가 급

감하기 시작한다고 한다. 통계청 조사에 따르면 올해 5만5천 명 줄어들던 생산연령 인구가 내년부터 2025년까지는 연평균 33만 명 가까이 줄어드는 것으로 밝혀졌다. 이처럼 생산가능 인구가 감소하면 생산이나 소비에 영향을 주게 됨은 물론이고 취업자 증감 또는 국가 경제성장률에도 직접적인 타격을 입히게 된다. 노인의 복지 확충 재정에도 비용 부담이 그만큼 증가할 것으로 전망된다.

반면에 초저출산으로 생산연령 인구로 진입해야 할 유소년인구(0~14세)는 연평균 13만 5천여 명 증가하는데 그쳐 생산 및 비생산 인구간의 불균형 현상이 심화될 것으로 분석했다. 당장 내년의 생산연령 인구가 23만2천 명으로 줄어 감소폭이 올해의 4배 이상으로 확대될 전망이라고 한다.

여름과 가을의 팽팽한 줄다리기가 시작된 늦여름 오후다. 오랜만에 지금은 거의 사라지고 얼마 남지 않은 신작로를 찾았다. 물론 지금은 시멘트 포장이 되어 있었지만 그래도 고향은 그리움의 향수가 아니던가? 내리쬐는 뙤약볕이 그렇게 덥지 않은 이 시간. 나의 시간과 기억을 어릴 적 늘어서 있던, 한눈에 잡히지 않는 미루나무 풍경 속의 한 뼘 그늘과 벤치 하나에는 이미 유년과 청년과 노년의 내밀한 기억들이 오롯이 새겨졌다. 낡은 것은 낡은 채로, 새것은 새것대로. 여름 한낮의 그늘은 항상 붐비었는데 이제는 텅 빈 여백이었다. 아무도 없었다. 땀 흘리는 움직임보다는 사색의 발걸음으로 산책로를 따라 걸었다.

항상 보고 싶은 그리운 날들이었지만 이제는 떠나야 할 시간이다. 많은 추억을 소환하여 뇌리 속에 담고 차에 올랐다.

나는 일부러 매일 걷고 일한다. 이른 아침 풀잎을 스치면 이슬이 바지자락을 적신다. 나에게도 움직임이 귀찮아 밖에 나가기가 싫을 때가 있었다. 운동에 대한 지식은 물론 질병에 대한 모든 것을 머리로는 이해했지만 실천이 쉽지 않았다. 이제 책을 쓰면서 이 책을 읽으실 독자들을 생각하며 더 이상 걷기를 미룰 수가 없게 되었다.

인생은 60부터라고 했다. 2019년 현재 우리나라에 만 48~56세인 인구가 7백2십만여 명이다. 이들은 몇 년 후부터 은퇴를 시작한다. 은퇴를 한 모든 베이비붐 세대가 계획한 행복한 노후를 보낼 수 있기를 간절히 바란다. 모든 것을 고려한 걱정스러움의 끝에서 그 걱정이 동기가 되어 드디어 우물을 만나 모든 문제들이 해결되기를 바라면서.

더위가 풀리고 시원한 소슬바람을 쐬며 동네 사람들이 모두 모여 가볍게 산책을 나서 보면 어떨까? 벌써부터 건강해지는 소리가 들리는 듯하다.

치매의 종류 2 : 루이체 치매

루이체 치매란?

여러 종류의 치매 중 루이체 치매와 파킨슨병 치매는 특징적으로 '파킨슨 증상'이라 불리는 움직임의 장애가 같이 나타난다. '파킨슨 증상'은 파킨슨병이 있을 경우 나타나는 손의 떨림, 행동이 느려짐, 뻣뻣한 움직임, 종종걸음 등의 증상을 함께 묶어 부르는 이름이다.

치매가 파킨슨 증상보다 먼저 나타나면 루이체 치매, 치매가 파킨슨 증세보다 나중에 나타나면 파킨슨병 치매일 가능성이 높으나, 개인마다 차이가 있을 수 있다. 보통 70대에 증상들이 처음 나타나기 시작한다. 파킨슨병 치매나 루이체 치매 환자의 뇌를 현미경으로 관찰할 경우 이상 단백 덩어리가 보이며, 이를 독일의 학자 루이가 처음 발견하여 '루이체'라는 이름이 붙었다. 전체 치매의 10~25% 정도를 차지할 정도로 흔한 질환이며, 약물 치료에 반응이 좋아 정확하게 진단하는 것이 중요하다.

파킨슨병은 알츠하이머병 다음으로 흔한 신경퇴행성 질환이며, '파킨슨 증상'이 나타나는 경우 의심할 수 있다. 초기에는 움직임의 장애가 먼저 나타나며, 치매는 병이 어느 정도 진행된 후에 나타난다. 특징적으로 헛것을 보는(환시) 증상이 자주 나타난다.

루이체 치매의 원인

어떠한 기전으로 루이체가 쌓이게 되는지는 아직 잘 모른다. 시누클린이라는 단백질에 이상이 생겨 루이체가 만들어지지만, 왜 이 단백질에 이상이 발생하는지는 아직 연구 중에 있다. 루이체가 뇌 겉질(피질)에 축적이 되면 치매 증상을 먼저 일으키는 루이체 치매가 발생하며, 도파민이라는 신경전달물질을 분비하는 세포들이 모여 있는 중뇌에 루이체가 축적이 되면 이들 세포들이 죽으면서 파킨슨병이 발생한다.

루이체 치매의 특징과 증상

루이체 치매와 파킨슨병에 의한 치매는 증상이 거의 동일하다. 움직임의 장애인 '파킨슨 증상'을 두 질환 모두 보인다. 또 인지 기능 수준이 하루 중에도 자주 변하여, 몇 분이나 몇 시간 만에 달라질 수도 있다. 그리고 많은 환자들이 '집에 귀신이 있다', '다른 사람이 살고 있다'는 등의 환시를 경험한다. 혹은 어떤 환자들은 중심을 잡지 못하고 자꾸 넘어지는 모습을 보이기도 한다. 자면서 몸부림을 치는 렘수면 장애도 동반될 수 있으며, 기립성 저혈압, 요실금, 변비 등의 자율신경계 이상도 나타날 수 있다.

루이체 치매의 치료

알츠하이머병에서 사용하는 인지 기능 개선제가 흔히 쓰인다. 느려져 있는 움직임을 돕기 위하여 파킨슨병 약이 쓰인다.

출처 : 보건복지부 중앙치매센터 홈페이지
감수 : 고려대학교 의과대학 박건우 교수

5. 균형 잡힌 식단이 필요하다

과거를 애절하게 들여다보지 마라. 다시 오지 않는다. 현재를 현명하게 개선하라.
너의 것이니. 어렴풋한 미래를 나아가 맞으라. 두려움 없이.
- 롱펠로우

치매에도 좋은 균형

나라마다 요리의 방식이나 주로 선호하는 식습관은 달라도 너무 다르다. 한국인의 식습관도 정말 독특하다 할 수 있다. 외국으로 트레킹을 떠나면서까지 요리사 팀을 대동하고 가는 경우도 있다고 한다. 도착해서 보니 세계 각국의 트레킹 팀들 가운데 요리사를 대동하고 온 팀은 한국 팀들뿐이었다고 했다. 건강에 관하여 모두가 중요하지만 먹을거리는 그 무엇보다도 중요하다. '다 용서해도 먹을 것 가지고 장난치는 것들은 용서할 수 없다.'라는 속된 말도 존재한다.

균형 잡힌 식단은 건강을 이야기할 때 빠지지 않는 주제이다. 우리 먹을거리의 일상에 항상 필요한 것이 균형 잡힌 식단이지만 치매에 걸리지 않기 위해서도 매우 중요하다. 모든 주부들은 때가 되면 고민한다. '오늘은 무얼 먹을까?' 샐러리맨들을 포함한 모든 직장인들도 고민한다. '오늘 점심은 어디 가서 무얼 먹을까?'

　그렇다면 '무엇을 어떻게 먹어야 하는가? 치매에 좋은 음식은 어떤 것인가?'를 고민하게 된다. 어떤 음식이 혹은 특정 영양소가 치매 예방에 좋고 치매 발생에 영향을 주는가가 궁금해진다. 치매 예방에 좋은 음식 가운데 빼놓을 수 없는 것이 생선과 견과류다. 네덜란드와 미국에서 시행한 연구에서 1주일에 1번이라도 생선을 먹으면 알츠하이머 치매의 위험도가 60% 감소한다는 연구 결과도 있다. 비타민 C나 비타민 E(토코페롤)가 신경 손상을 방어하는 대표적 영양소라고 알려져 있다. 그런 음식으로는 과일 중에서는 메론, 사과, 아보카도, 토마토가 있다. 견과류는 아몬드, 호두, 잣이 있다.

　오메가3 지방산은 뇌 세포막 인지질의 주요 구성 성분이다. 이러한 지방산은 혈전 형성을 방지하고 항산화 및 항염증 기능이 있으므로 적절한 섭취가 필요하다.

　최근 한 연구 결과에서는 이러한 성분이 많이 들어 있는 비타민제나 비타민 E와 비타민 C 보조제로써 고용량을 섭취하는 것은 바람직하지 않다고 한다. 또한 약으로 된 비타민 제제보다는 이러한 성분이 들어 있는 식품을 먹으라고 권고하고 있다. 생선을 먹는 대신 생선 기름을 이용한 건강 보조제의 사용이 알츠하이머 치매의 위험을 감소시켰다는 보고는 없다. 비타민이 들어 있는 과일, 야채, 그리고 생선을 먹는 것은 도움이 되나 약으로 만들어진 건강 보조제는 효과가 떨어진다고 한다.

치매에 관하여 도움이 되는 식습관은 무엇을 먹을까도 중요하지만 어떻게 먹을까도 중요하다. 다소 귀찮은 면이 있긴 하지만 치매 예방을 위하여 먹는 음식의 목록을 작성하여 보는 것도 좋은 방법이다. 칼로리 섭취가 많고 적음도 알 수 있을 뿐더러 내가 어떤 영양을 섭취했는지도 알수 있고 과식하는 습관도 피할 수 있다. 무엇보다도 균형 잡힌 식단으로 가는 첫걸음이 될 수 있다. 과식보다는 소식하여 적게 먹는 습관이 치매예방에 도움이 되고 칼로리를 많이 섭취한 사람들이 칼로리를 적게 섭취한 사람에 비해 1.5배 정도 치매 위험도가 높다는 연구 결과도 있었다.

대가족이 모여 살던 예전 식생활에서는 식사 때 웃어른께서 '밥상머리에서 얘기하면 안 된다.'라고 하여 밥상머리는 언제나 고요했다. 어른의 헛기침과 숟가락 젓가락 소리만이 있었다. 그러나 요즘은 여러 사람과 모여 이야기를 나누며 식사를 하는 것이 혼자 먹는 것보다 치매 예방 효과가 있다고 한다. 적은 음식을 맛있게 천천히 이야기를 하며 먹는 식습관이 도움이 된다는 것이다.

시대가 바뀌니 음식 문화도 바뀐다. 예전에는 아이들이 음식을 먹을 때 소리 내지 말고 먹으라고 했다. 음식 씹는 소리가 크게 나면 아버지가 눈을 크게 뜨고 내려다보았다. 그런데 요즘은 소리 내어 꼭꼭 씹어 먹으라고 한다.

애호가들에 따르면 기호 식품이라는 담배는 우리 몸에 좋은 요소가 없을 뿐더러 담배를 피우지 않는 가족 및 주위 사람들에게도 간접적으로 피해를 주므로 치매 예방을 위해서나 주위 사람들의 건강을 위해서나 금연하는 것이 올바른 습관이다. 보건소에서는 금연 사업도 하고 있다. 금연을 원하는 분들에게 패치나 은단, 비타민, 껌 같은 금연 보조제와 복합 영양제를 지급한다. 국민 여러분의 많은 참여를 권유한다. 치매가 아닌 다른 건강에도 담배는 치명적으로 안 좋을 수 있다.

술이 뇌에 미치는 영향은 양면의 칼날과 같다. 신경 독소 같은 작용도 하지만 심혈관 질환을 예방한다는 보고도 있다. 여러 역학 조사에 따르면 분명 과음(하루 5잔 이상)은 나쁜 결과를 보이고 있다. 이와 반대로 어느 정도의 음주는 치매의 발생을 줄인다고도 한다. 이게 웬 아이러니? 알코올이 치매를 줄이다니? 필요에 따라서는 진실을 다투어볼 여지가 있음직하다. 어떤 종류나 얼마나 많이 먹는가에 대한 것이 관심사가 된다. 한 연구 결과에서는 알코올에 의한 효과가 다른 주류보다 와인에서만 유의

한 예방 효과를 보임을 발표하였다. 따라서 현재 술을 먹고 있다면 하루 1~2잔 정도의 와인을 권할 수 있으며 술을 안 먹는 사람인 경우 굳이 술을 권할 필요는 없다는 생각이다. 균형 잡힌 식단과 올바른 음식의 선택으로 치매와 성인병의 위험에서 벗어나는 일석이조의 효과를 기대해본다.

균형 잡힌 식단은 아주 중요하다. 특히 건강에는 건강한 식단이 더없이 중요하다. 우리 요리가 조리 과정이나 음식 섭취 후에도 많은 음식물 쓰레기를 배출한다. 시원한 국물이나 뜨거운 국물이 없으면 밥을 먹은 것 같지 않다는 식습관이 음식쓰레기를 양산하고 그것들은 모두 바다와 땅에 버려졌었다. 지금은 종량제 봉투를 사용하거나 분리형 쓰레기통에 버리지만 아직도 농촌에서는 쓰레기를 태우거나 땅에 묻는 경우도 종종 있다. 적게 먹고 적게 배출하며 적게 쓰고 적게 버려 지구별의 가장 큰 재앙은 인간이라는 오명을 벗었으면 한다.

아프리카에서 원숭이를 잡으려면 나무 위에 주머니 덫을 설치하고 그 속에 쌀을 넣어 놓는다. 그러면 원숭이가 와서 덫 속에서 쌀을 한 주먹 쥐고 손을 빼려 하지만 주먹 쥔 손이 쉽게 나올 리가 없다. 쌀을 놓는 순간 손을 뺄 수 있지만 끝내 놓지를 못 하고 소리까지 지르다가 소리를 듣고 다가온 사람에게 잡히고 만다. 욕심을 버리면 될 것을 욕심을 부리다가 생명까지 잃는 어리석음을 범하는 것이다. 이렇게 생각 없이 욕심껏 먹고 소비하고 쓰다가는 인류만이 아니고 다른 종까지 인간이 모두 멸절시켜버릴 것이라는 새삼스런 우려의 생각도 하게 되는 요즘이다.

6. 뇌를 건강하게 사용하는 방법

오늘 할 수 있는 일에 전력을 다하라. 그러면 내일에는 한 걸음 더 진보한다.
- 뉴턴

치매 이야기

나의 어린 시절 우리 집은 몰락 양반의 가문인지라 가난했다. 암행어사와 세자 스승의 윗대 할아버지들께서 대대로 살던 집은 누군가에게 빼앗기고 엄마가 시집왔을 때의 집은 초가집이었다고 한다. 외가 또한 어렵기는 매한가지였다. 이장을 보시던 외할아버지가 갑자기 쓰러져 돌아가신 후 지금처럼 시스템이 갖추어져 있지 않은 조합(지금의 농협)에서 마을 사람들에게 나누어준 부채가 외할아버지 머릿속에만 있었던 관계로 동네 사람들의 빚은 오롯이 외가의 전답을 조합에 빼앗기는 것으로 되돌아 왔다. 그리고 남은 얼마 안 되는 전답이 있었다. 평생 일을 안 하시던 외할머니가 호미를 밭에 한 번 찍고 통곡하고, 또 한 번 찍고 통곡하고를 반복하는 모습을 엄마가 학교 갔다 오는 길에 목격하고 "아, 내가 일을 하지 않으면 우리 식구가 모두 굶어 죽을 수도 있겠구나." 하는 위기감에 초등학교 4학년이던 엄마는 학교를 그만두고 그날부터 외할머니와 함께 농사일을 도운 것이 아니라 농사를 지었다. 그로부터 수년이 지나 이모가 집안일을 할 만큼 자랐다. 외할머니는 "너는 그동안 고생을 많이 했으니 부잣집으로 시집가서 이제 편하게 살아라."라고 사람까지 시켜 알아본 후에 엄마를 시집보냈다.

중매쟁이로부터 기와집에, 주위의 전답이 모두 우리 집 재산이라고 들었는데 엄마를 태운 가마가 기와집을 지나 위에 작은 초가집으로 올라가 멈추더라는 것이다. '아, 색시가 힘들까 봐 여기에 있으라고 그러나 보다.' 했는데 해가 지고 나도 아무런 기별이 없더니 어스름이 깔리자 아버지가 들어오셨다고 한다. 이튿날부터 엄마의 고생은 또다시 시작되었다. 엄마는 수없이 다짐했다고 한다. "내가 꼭 저 기와집을 내 집으로 만들 테다." 아주 옛날이었지만 엄마는 지금으로 치면 버킷리스트를 만들었던 것이다. 그리고 그대로 엄마의 꿈은 이루어졌다. 아버지의 술 드시는 버릇만 빼면.

다시 치매 얘기다. 뇌를 건강하게 사용하는 방법은 무엇일까? 나의 꿈

중에 하나는 히말라야 트래킹이다. 트래킹을 다녀온 친구의 말을 빌리면 새벽부터 저녁까지 걷고 또 걷고 밤이면 침낭 속에서 '추워!'를 외치면서 침낭을 아예 안다시피 하고 웅크리고 잤다고 한다. 그런데 가끔씩 그 추웠던 기억이 그리워진다는 것이다. 하루 세 끼 밥 걱정, 각종 공과금 납부 걱정, 날짜도 잊고 텔레비전 인터넷과도 작별하고 심지어 휴대전화와도 작별한다. 시간을 잊고 시간에서 벗어난 보름 남짓의 그 자체가 위안이고 휴식이었다고 했다. 안나푸르나의 기억이 몸살 나게 그리워지면 또 떠날 거라고 했다. 그래서 이번에는 나도 같이 데려가 달라고 했다.

히말라야! 그곳은 어떤 곳인가? 수없이 많은 사람이 사나운 자연의 포효에 스러져간 안타까움에 가슴이 아려오는 곳이다. 그들은 도전을 위하여 그곳에 청춘을 묻었다.

우리가 생각하는 트레킹은 그런 도전이 아닌 아주 작은 도전이다. 히말라야에서는 영원의 부재를 생각하게 된다고 한다. 뇌가 맑아지는 느낌이 느껴진단다. 인류와 모든 살아 있는 것들과 어떻게 사는 것이 잘 사는 것인가라는 본질적인 문제와 마주한다. 아마도 해와 달, 별, 눈으로 쌓인 설산, 하늘과 숲을 스치는 바람 등 모든 자연이 너무 강렬해서 뇌를 건강하게 사용하는 방법 같은 것이 필요 없는 곳. 아무런 매개체 없이 날것으로 직거래하는 느낌일까. 그러나 지금의 우리에게는 히말라야와 같은 날것의 직거래 같은 행운은 없다. 스스로가 노력해야 할 부분이다. 스트레스 안 받고 미세먼지 없는 세상이면 저절로 우리의 뇌는 건강해지리라 생각한다. 그런데 현실은 공해와 스트레스 천국이니 우리 스스로 열심히 운동하고 숙면을 취하면서 뇌를 정화하는 수밖에.

흐르는 강물처럼

뇌를 건강하게 사용하는 방법을 생각해본다.

첫째, 유산소 운동을 함으로써 두뇌의 망가진 세포들이 재생되고 두뇌 줄기세포를 두뇌세포로 변형시키는 역할을 하는 두뇌성장인자가 나타난다고 한다. 약을 먹어서 이런 효과를 만들게 하는 방법은 세상에 없다. 오로지 유산소 운동으로 할 수 있다. 운동은 또한 천연 우울증 예방 효과도 있다. 그러나 너무 지나친 운동은 오히려 건강을 해칠 수도 있다. 보통 성인의 경우 유산소 운동은 하루 30분 이상 1시간을 일주일에 3~5회 정도 하면 적당하다.

'움직이는 것은 겸손이고 발전이고 진리.'라고 한다. 물은 흐르지 않으면 썩게 된다. 운동을 통하여 정체되었던 몸의 줄기와 두뇌를 깨워 흐르게 하자.

비타민 D는 예전에는 칼슘 흡수에 도움을 주는 것으로 알고 있었다. 그러나 비타민 D가 없으면 치매가 빨리 오고 심장병도 올 수 있다. 또 당뇨병도 악화되는 것으로 나타났다. 관절염에도 문제가 생기고 우울증까지 비타민 D의 결핍증과 관련되는 것으로 확인되고 있다.

비타민 D가 정제로도 나오고 있는데 비타민 D는 정제로 섭취했을 때 효능이 없다. 운동 등으로 햇빛에 노출시켜(20~30분 이상) 몸 안의 콜레스테롤을 비타민 D로 변형시키는 것이 최고의 방법이다.

둘째, 숙면이다. 일을 하면서 휴식은 반드시 필요하다. 휴식 중에서도 숙면은 매우 중요한 '쉼'이다. 숙면을 이루지 못하면 몸의 리듬이 깨져서 며칠 동안 고생한 경험이 모두에게 있을 것이다. 잠을 자기 전에 시끄럽던 뇌는 잠을 자고 나면 개운해진다. 그것은 우리가 잠을 자는 동안에 마음의 문이 열리고 깨달음을 얻기 때문이라고 한다. 잠은 또한 역량을 증가시킨다고 한다. 잠을 자지 못했을 경우 두뇌성장인자가 현저하게 감소하는 반면, 잠을 잤을 경우는 유산소 운동을 했을 때와 같이 두뇌성장인자가 높아졌다고 한다. 즉 잠이 두뇌의 가능성을 키워준다고 한다.

숙면을 이루지 못하는 가장 큰 이유는 운동 부족과 스트레스, 과음과 과식이라 할 수 있다. 집에서 집안일을 많이 했다고 해서 그것이 운동이라고 할 수는 없다. 중요한 것은 빛을 받으면서 운동을 하는 것이다. 무릎 관절에 이상이 없다면 하루 1시간 걷기를 권장한다. 산행길이 아니라면 1시간 걷기가 지루할 수 있다. 그러면 오디오북을 듣거나 강의나 음악을 들으면서 청각에게도 자극과 즐거움을 준다면 더욱 좋을 것이다. 다양하게 두뇌를 활성화시키면서 걸으면 상상력과 창의력도 좋아지며 다목적인 효과를 기대할 수 있다. 또한 스트레스 받는 생각은 잠자리에서는 잊고 과음과 과식을 피하여야 한다.

저녁은 거지처럼 먹고 아침을 황제처럼 먹으려면 일찍 자고 일찍 일어나서 운동을 한 후에 아침밥을 먹게 되면 달게 먹을 수 있다. 중요한 결정을 할 때는 반드시 잠을 잘 자야 한다. 그렇지 못할 경우 오판을 할 확률이 커진다고 한다. 잠을 1시간 못 잤을 경우 알코올을 1잔 마신 효과의 판단력이 흐려진다고 한다. 평소에 잠을 푹 자는 습관을 들여서 인생의 소중한 결정을 하는 그날에도 잠을 잘 이루도록 한다. 잠자리에서 스마트폰을 가지고 씨름하다가 잠드는 습관은 좋지 않다.

'지방이 뇌를 건강하게 한다.'는 말을 한다면 '이건 또 무슨 소리?' 하겠지만 맞는 말이다. 우리가 섭취하는 음식은 혈관을 통하여 몸의 구석구석과 두뇌에 영양소를 공급한다. 그렇다면 좋은 지방은 무엇일까? 실내 온도에서 고체인 지방은 포화지방이고 액체인 지방은 비포화지방이다. 고체인 지방은 고기의 비계가 해당되고 비포화 지방은 식물성기름이 해당된다. 과일인 아보카도에도 지방이 들어 있다. 그렇지만 콜레스테롤이 없는 좋은 지방이다. 동물성 지방에는 콜레스테롤이 존재하고 생선인 새우에는 많은 콜레스테롤이 들어 있다. 작은 메추리알의 경우는 일반 달걀보다 7배가 넘는 콜레스테롤이 들어 있다. 우리 몸에 좋지 않은 지방을 장기간 흡수할 경우 혈관에 쌓이게 되고 그것이 병으로 나타난다. 그러므로 좋은 지방이 뇌를 건강하게 하는 것이다.

시금치와 아보카도를 넣은 무지갯빛 야채나 과일에 오메가3가 풍부한 호두와 무기질인 마그네슘이 들어 있는 아몬드와 견과류, 바나나를 넣고 식물성 기름을 넣은 재료에 버무려 먹는 샐러드를 추천한다.

하늘은 마냥 높고 흰 구름이 온갖 모양을 만들어내면서 흘러가는 계절 가을이다. 적당히 땀을 내며 걷다가 힘들면 낙엽이 수북이 쌓인 벤치에 앉아 '아드린느를 위한 발라드'나 '시인과 나', '사랑의 크리스티나'를 들으며 눈을 감고 아름다웠던 옛날을 추억해보면 어떨까?

내친김에 가을날에 어울리는 가곡 한 소절을 부르며 더욱 아름다운 추억 하나를 쌓아가는 것도 좋으리라.

7. 알츠하이머는 생활 습관 병이다

기억을 잃어가는 슬픈 병

알츠하이머 치매는 가장 대표적인 퇴행성 질환으로 왜 발병하는지 원인은 분명하게 밝혀지지는 않았지만 최근의 연구에 따르면 생활 습관 병으로 보는 것이 옳다는 견해가 있다. 알츠하이머 치매의 원인이 되는 베타 아밀로이드 단백질이 쌓이는 것을 막을 수는 없지만, 평소 뇌 운동 등으로 뇌세포를 단련시키면 불량 단백질의 공격을 막아 낼 수 있는 강한 뇌세포를 가질 수 있다는 것이다. 그렇기 때문에 건강한 식습관과 규칙적인 운동 등 평소 생활 습관을 개선하면 예방이 가능하다는 것이다. 예방 가능한 요인들에 대한 권고 사항을 보면 고혈압, 당뇨, 고지혈증 등을 잘 치료해야 하고 담배는 끊어야 한다. 비만이나 음주 조절 또한 중요하다. 2015년 7월에 미국 워싱턴 DC에서 열린 알츠하이머병학회의 한 발표에서 노년기 외로움이 인지 기능을 20%나 빠르게 나빠지게 한다고 보고하였다. 이들 노년기 외로움 중 20%는 우울증이었다고 한다. (노년기 외로움은 운동을 안 하는 것보다 나쁘고 비만보다도 2배나 더 나쁘다.) 또한 신체적인 활동을 지속적으로 유지하고 외로움과 우울증을 조절하는 것이 알츠하이머병 발병을 낮출 수 있다는 연구 결과도 발표되었다.

한편 해마가 적절히 일을 해도 연결로가 망가지면 기억을 저장하는 것도 잘 안 되고 끄집어 내는 것도 잘 안 된다.

'알츠하이머는 생활 습관 병이다'를 장제목과 목차로 정하면서 약간의 고민을 했다. 의료인들이 이 제목을 보면 말도 안 된다고 비웃지 않을까 하는 염려에서다. 그러나 그대로 사용한 것은 나는 의학 서적을 쓰는 것이 아니라 치매를 예방하고 조기 발견하여 초기에(적기에) 치료할 수 있도록 돕는 것이 목적이기 때문이다. 그러니까 치매 예방이 우선 되어야 하는 것이다. 그런 의미에서 알츠하이머 치매는 생활 습관 병이기도 하다. 뇌에 쌓이는 중독성 물질인 베타 아밀로이드를 억제시킬 수 있고 병의 원인이 되는 당뇨병을 잘 관리함으로써 질병 예방에 도움을 준다면 생활 습관 병이라 해도 무방하지 않겠는가?

학술적인 표현을 빌리면 뇌의 퇴화로 오는 것이지만 우리가 생활하는 속에서 오는 질병이기도 하기 때문이다.

　나이를 드실 만큼 드신 어르신들은 '시간이 금이다.'란 말을 실감할 만큼 그분들은 시간이 아깝다. 날이 가면 갈수록 더욱더 시간의 소중함을 느끼는 거다. 그분들은 가난으로 끼니를 굶으며 학교도 못 가신 분들이 많다. 학교 문턱에 다가갔다가 나오신 분들도 수두룩하다. 그렇게 어린 시절을 보내고 시집을 와서 일하며 연년생으로 태어나는 아이를 돌보며 늙으신 부모님 봉양하면서 젊음은 느낄 겨를도 없이 훌쩍 가버렸다. 자신은 노망든 부모님을 보살폈건만 자녀들은 부모가 싫다고 한다. 극단적으로 이야기하면 가지고 있는 재산이나 얼른 나누어주고 요양원으로 가기를 원한다. 어르신들도 분명히 문제가 있다. 돈이 있어도 쓰지를 않는다. 아니 쓸 줄을 모른다. 우리 지소를 찾는 어르신 한 분은 본인이 누리고 사실 만큼의 여유가 충분히 있으시다.

　어느 날 오후 볼일을 마치고 마침 집에 들른 자녀가 모시러오겠다고 전화를 한 모양이다. 그런데 이 어르신이 하시는 말씀은 "차 기름 달리고 왜 오느냐? 오느라고 힘든데 그냥 쉬고 있어라."였다. 전화를 끊으시고 나에게로 다가온 어르신은 나보고 자신의 집에까지 태워다 달라고 했다. "자녀가 모시러 온다고 했잖아요." 했더니 걔는 운전하며 내려오느라 힘들어서 안 된다고 한다.

이렇게 염치 불고하는 어르신들도 좀 있는 편이다. 어르신들의 삶의 질이 낮아 안타깝지만 개선하기도 쉽지 않다. 교육을 하면 그때는 고개를 끄덕이지만 자리에서 일어나면 잊어버린다. 평생 살아온 자신의 철학을 바꾸기가 쉽지 않은 것이다. 그래도 꾸준히 설득해볼 작정이다. 지피지기면 백전백승이란 고사성어가 여기에도 맞을까?

행복을 위하여 스트레스는 날려버리자

최근 한 조사에 따르면 우리나라의 노인 행복지수가 다른 나라에 비해 현저히 낮았다고 한다. 사회 경제적인 소외감과 무력감이 노인의 행복지수를 떨어뜨린 것이다. 그래서 그런지 한 해가 또 지나 나이 한 살 먹는 것이 은근히 스트레스다. 치매 어르신을 돌보는 며느리가 한숨을 쉰다. 도저히 스트레스가 쌓여서 못 살겠다고 한다. 그렇게 잘 해드려도 매일 무슨 물건이 없어지면 며느리가 훔쳐갔다고 한다. 왜 나만 미워하는지 모르겠다고 했다.

치매에 걸린 사람들을 보살필 때 가장 중요한 것은 그 나름의 정체성은 물론이요, 인권과 인격을 가진 사람으로 받아들이고 대하는 일이다. 치매 환자가 말도 안 되는 짓들을 하는 것은 그들 탓이 아니라 병 때문이라는 사실을 머리로만이 아니라 가슴으로까지 깨닫고 받아들여야 하지만 쉽지 않다. 가슴까지는 몰라도 적어도 머리로는 치매 환자를 대하는 사실들을 깨닫고 받아들인다. 느닷없이 우박이 내려 한 해 동안 가꾼 농작물에 피해가 갔다고 하느님이나 그 누구도 그 무엇도 탓할 수 없듯이 그런 행동에 대해 그들 탓을 하는 것은 아무에게도 도움이 되지 않는다. 행동이 어린애 같다고 어린애 취급을 해서도 안 된다. 친한 표현으로 그런다 하더라도 그러지 않는 편이 낫다. 치매 환자를 만나면 평소 대하던 모습 그대로, 처음 대한다면 최대한 인격적 대우와 어른 대우를 하는 것이 중요하다.

우리는 이렇듯 어찌할 수 없는 세월의 흐름이나 환경과 인간관계 그리고 내적 갈등 등에 스트레스를 받고 있다. 현대인의 가장 큰 질병 원인 중 하나가 스트레스로 꼽히고 있다.

치매도 예외가 아니다. 스탠퍼드대학교 대학원 심리학 박사 켈리 맥고니걸 (Kelly McGonigal)은 책에서 한 논문을 인용했다. 2011년 건강심리학이라는 심리학 잡지에 「과연 스트레스가 건강에 미치는 영향에 대한 인식이 중요할까?」라는 제목으로 발표된 논문이 있다. 미국 성인 3,000명을 대상으로 '작년 한 해 경험한 스트레스가 얼마나 컸는지' 물어보았다. 그리고 '스트레스가 건강에 해롭다고 믿는가?'라는 질문도 같이 하였다. 그리고 8년 뒤 그들의 사망 기록을 조사하였다. 그 결과 스트레스 지수가 높았던 사람들은 사망 위험이 43% 증가하였다. 그런데 흥미로운 발견은 스트레스가 건강에 해롭다고 믿었던 사람들만 사망 위험이 증가되었다는 사실이다. 스트레스를 어떻게 인지하는가가 스트레스 그 자체보다 더 중요하다는 것인가? 만성적 스트레스를 받게 되면 몸의 비상시 작동하는 호르몬이 항시 분비되어 각종 질병의 취약성이 증가된다고 한다. 즉 만성적 심리적 부담은 하나의 스트레스로 신체에 작용하여 각종 질병의 악화 요인이 된다는 것이다. 스트레스를 잘 관리하는 것이 필요하다. 스트레스를 이겨낼 처방은 무엇일까? 자연을 사랑하고 이웃을 사랑하라는 원초적 답변이다.

이제껏 우리는 알츠하이머의 예방을 위하여 생활 습관에서 쉽게 접하게 되는 것들에 대해 살펴보았다. 예전에는 베이컨의 말을 빌어서 "아는 것이 힘이다."라고 했다. 그러나 현재에 와서는 '행동하고 실천하는 것이 힘'이라고 한다. 이제는 행동으로 옮겨야 할 때다. 운동할 시간이 없다고 핑계대지 말라. 정치인 ㅎ씨가 말하지 않았는가? "잘못된 만남과 핑계로 성공한 사람은 가수 김건모밖에 없다."라고.

커피 전문점이나 아파트를 돌아가면서 하는 수다 방을 없애고 책을 읽고 운동을 하자. 그러면 당신의 인생의 목표가 달라질 뿐더러 건강도 좋아진다. 특히나 생활 습관으로 올 수 있는 알츠하이머 치매를 예방할 수 있다. 자, 지금이 바로 기회다.

밖으로 나가 걸어보자. 이마에 땀이 맺히도록.

8. 누워서 보는 TV가 치매를 부른다

> 굳은 인내와 노력을 하지 않는 천재는 이 세상에서 있었던 적이 없다.
> - 뉴턴

사라진 하버드의 꿈

쉬는 날이면 마치 말리는 건어물처럼 침대와 소파를 넘나들며 누워 있기를 반복한다. 누우면 좋다. 거실 중앙에 텔레비전이 있고 거실 끝에는 소파가 있다. 리모컨을 찾아 들고 소파에 앉아 등을 기댄다. 아, 편안하다. 이 자세도 나름 좋다. 그러나 조금 있으면 눕고 싶어진다. 다리를 쭉 뻗고 드디어 소파의 팔걸이에 머리를 눕힌다. '바로 이것이야'를 외치지 않아도 편안함이 주욱 밀려온다. 집에서 쉬고 있는 우리들의 대부분의 일상이 이렇지 않을까 한다. 나도 과거에는 그랬다. 물밀 듯이 밀려드는 프로그램들의 홍수에 리모컨을 아프도록 누르다가 지치면 소파에서 잠이 들었다. 나는 그러면서 아이들에게는 "텔레비전은 바보상자야. 바보상자 자꾸 보면 바보 된다."라며 못 보게 했다. 그러면 아이들은 "왜 엄마 아빠는 바보상자를 온종일 보는데 우리는 보면 안 돼?" 그렇게 나오면 드디어 소리를 지르고 만다. "시끄러! 들어가서 공부나 해." 감정이 상할 대로 상한 가족들은 각자의 방안으로 들어간다. 그렇게만 해도 괜찮은 편이다. 엄마 아빠는 계속 이 채널 저 채널 누르면서 아이들은 방으로 밀어 넣어버린다. 그러고 나면 방안에서 통곡소리가 들리고 나는 또 한마디 던진다. "도대체 커서 무엇이 되려고 그래? 뚝 그치지 못해? 얼른 숙제해서 엄마한테 검사 받아?"

독재도 이런 독재가 없다. 어이없는 이 한 편의 논픽션드라마를 찍고 나면 자신도 기분이 언짢아진다. "에이. 요즘은 프로그램이 볼게 없어. 도대체 내가 낸 시청료로 이렇게밖에 못 만드나? 시청료를 내지 말아야지……." 볼 것 다 보고 박수치고 너털웃음을 흘리며 좋아라 시청하고 나서 괜스레 프로그램 탓을 한다. 예전 어느 방송사의 뉴스 앵커의 말을 빌려 '참으로 어처구니 없는 일'이다.

그래서 요즘은 TV를 없애는 가정도 많이 있다. 거실의 상당 부분을 차지하고 있는 TV와 소파를 치우고 그 자리에 책장과 테이블을 놓고 가족의 수만큼 의자를 놓아 거실을 마치 도서관처럼 꾸미는 것이다. 자녀 교육에도 좋을 뿐더러 자기 계발에도 좋은 아이디어라고 생각한다. 우리 집도 아이들이 어렸을 때 그렇게 했었다. 그러나 어느 날 저녁 TV가 배달되었다. 철없는 남편이 나오는 상의도 없이 TV를 산 것이다. 이유인즉슨 가족들이 모이면 TV도 없고 심심해서 못 오겠다고 해서 구매했다는 것이다. 나의 우리 집 거실 도서관화 사업은 이렇게 산산조각이 나고 말았다.

우리 딸이 고3 때 어느 친구가 한문을 전공하고 싶어 고전 『한비자』를 공부하다가 무언가에 막혀서 진도가 안 나가더라고 했다. 그래서 하은이가 알려주었더니 친구가 놀라더라는 것이다. "이과인 네가 어떻게 이런 걸 알아?" 그래서 나도 물어봤다.

"하은이가 어떻게 알았어?"

"옛날에 엄마가 텔레비전 일부러 고장 내 놨을 때 집에서 할 일이 없는 거야. 그런데 엄마가 『한비자』를 전집으로 사놓은 게 있었잖아. 20권인가 되었는데 그걸 스무 번도 더 읽었을 걸." 하는 것이다. 나는 안타깝지만 다시 한 번 확인했다.

'도대체 이 인간은 내 인생에 도움이 안 된다니까. 그때 TV 안 샀으면 우리 하은이가 책 많이 읽고 공부해서 서울대 아니 하버드대 갔을 텐데……. 아! 아쉽다.' 원인 제공자가 된 우리 시댁 식구들에게도 원망(?)의 눈길을 보내는 바이다.

견과류와 건강음료의 시대, 치킨은 물러가라

누구든지 무엇이든 간에 때가 있다. 시기가 중요하다는 말이다. 그때를 놓치면 무엇을 하든 효율성이 떨어진다. 여러분이 계획한 꿈과 희망이 적기에 이루어질 수 있도록 노력해야 한다. 특히 건강을 위한 계획은 마음먹은 즉시 실행하여야 한다. 그렇지 않으면 자꾸 하기 싫어지고 미루어진다. 그러다 보면 '아휴, 다음에 하지.' 하고 포기하게 된다.

조선의 26대 임금인 고종과 테니스에 대한 일화가 있는 영국대사관에는 아름다운 정원이 있다. 이 정원은 처음부터 야외연회장으로 유명했고 상당 기간 이 땅의 모든 외교 사절이 참석하는 파티가 자주 열렸다. 대사관저는 120여 년이 지났지만 전통을 중시하는 영국의 공관답게 첫 모습대로 사용하는 유일한 외국 공관이다. 테니스코트, 수영장, 술집까지 갖춰져 있다. 효율적 업무를 위해서는 재충전이 필요하다는 영국인의 생활방식에서다. 그곳에서 테니스 하는 것을 처음 본 고종이 "그리 힘든 건 머슴에게나 시키지 땀을 뻘뻘 흘리며 뭐 하러 직접 하느냐."라고 말했다고 한다.

그 당시 조선 사회에서는 사실 여부를 떠나 힘을 쓰면서 땀이 흐르는 일은 지체 높은 사람들이 하지 않았다. 힘이 몸 안에 들어오는 것을 '힘들다'고 하고 몸 밖으로 나가는 것을 '힘이 난다'고 한다. 선조들은 그것을 알았으나 힘쓰는 일을 귀하게 생각하지 않았기에 일부러 힘을 들이려 하지는 않았다.

여러분은 운동 경기 특히 축구를 TV로 시청할 때 혹시라도 먹음직스럽게 잘 튀겨진 치킨을 시켜놓고 여러 병의 맥주와 함께 TV를 보고 있는 것은 아닌지 뒤돌아보기를 바라는 마음이다. 특히 기름진 음식이나 육류에는 혈관에 안 좋은 포화지방산이 많으므로 피하여야 한다. 그 대신 불포화 지방산이 많은 등 푸른 생선이나 식물성 기름을 섭취하는 것이 좋다. 요즘에 나오는 웰빙 음식의 개념도 이와 유사한 것이며 기존의 패스트푸드를 슬로우푸드로 바꾸고자 하는 것도 이와 같은 맥락이다. 여기에 더하여 맥주 대신 물을 마실 것을 권한다. 올바른 음식 섭취의 기본은 가능한 싱겁게 먹는 것과 과식을 하지 않는 것인데 패스트푸드나 기름진 음식은 이와는 거리가 멀다. 더하여 혈압을 높여 고혈압과 고지혈증의 원인이 되기도 한다. 특히 맥주와 함께 먹는 치킨은 비만으로 연결될 수 있고 당뇨 조절을 어렵게 만들기도 한다.

축구를 보면서 빼놓을 수 없는 것이 스트레스다. 우리 편의 수비가 맘에 안 들고 상대편이 골이라도 넣을 경우 화는 머리끝을 향한다. 혹시 우리 팀이 지기라도 할까 봐 불안하다. 단시간이지만 바로 스트레스와 불안은 천정을 뚫을 기세다. 비약적일지 모르지만 어찌되었든 간에 스트레스와 불안은 치매 위험을 2배 증가시킨다는 연구 결과가 있다. 만성적인 스트레스를 받은 사람들의 뇌를 부검한 결과 뇌세포들을 연결하는 신경 연결망의 조직이 정상인에 비하여 성글다는 것이 밝혀졌다. 이는 스트레스와 불안이 뇌 기능을 해친다는 사실을 시사하는 것이다. 부정적인 생각 대신 긍정적인 생각을 하는 것도 중요하다. 부정적인 생각은 아드레날린을 분비하므로 근육의 긴장을 높이고 혈압을 높이며 기억 회로를 닫는 반면, 긍정적인 생각은 도파민, 엔도르핀 등의 물질을 분비하므로 근육의 긴장을 완화시키고 혈압을 낮추고 기억회로를 열어 두뇌를 활성화시킨다. 여기에 더하여 가능하면 섬유질이 함유돼 있는 신선한 야채와 과일을 많이 먹는 것이 좋으며 세포의 산화를 방지하는 효과가 있는 종합 비타민제를 소량 복용하는 것도 좋다. 우리 인체의 60~70퍼센트는 물로 구성되어 있다. 물은 우리 몸의 여러 화학 반응을 매개하는 주성분이다. 일부 어르신의 경우 요실금이나 전립선 비대증이 있어 의도적으로 물을 적게 마시려고 하는 경향이 있는데 이는 바람직하지 않다. 이 경우 탈수 현상을 초래하여 혈액의 점도를 높여 뇌허혈 등의 원인이 되기도 하기 때문이다. 따라서 적당량의 물을 마시는 것이 뇌의 혈액 순환을 돕는 길이기도 하다.

TV 시청 등의 수동적인 활동은 오히려 우리의 뇌에 악영향을 미친다고 한다. 누워서 보는 TV 시청이 치매를 불러 온다. 그렇다면 우리가 어떻게 하는 것이 옳은 방법일까?

나는 그동안 미뤄두었던 계획들을 실천하기를 바란다. 요가나 악기를 배워보거나 취미 생활로 요리, 퍼즐 게임, 책 읽기나 글쓰기를 하는 것도 좋은 생각이다. 좋은 강연이 있으면 꼭 찾아 듣는다. 새로운 것을 배우는 데 주저하지 말고 적극적으로 머리를 사용하는 활동에 참여하여 재미있게 치매를 예방하는 것도 좋은 습관이다.

80~90년대를 살아온 나와 그 사람 사이에는 관념으로서의 섬이 존재하고 먼 거리라는 공간에 가로막혀 애타고 사무치게 그리워하던 시절이 있었다. 그리움을 가득 담아 써 내려간 절절함을 호소하는 글을 설레는 마음으로 우편함에 넣고 답장을 기다렸다. 이제는 사라져 버린 그 정서 대신 손가락 끝이 사람과 사람 사이를 이어준다. 마음이 안 담긴 지식으론 단순 사실만을 공유할 뿐 아무것도 이루어낼 수 없다. 그렇게 세월이 바뀌는 사이에 누군가의 죽음과 불행으로 우리는 평화를 얻었다.

여기까지 읽으신 여러분! 이제 일어나 무엇이든 실천하기를 권한다. 책을 읽든지 운동을 하든지 움직이면 바로 여러분의 건강이 좋아진다. 치매 예방도 된다.

굳이 TV 시청을 고집한다면 소파에 누워서 시청하는 대신에 앉아서 보시기를 강력히 추천한다.

9. 치매 예방에 숙면이 중요한 이유

미인은 잠꾸러기

어르신 환자들이 오셔서 신경안정제 처방을 자주 요구한다. 잠이 안
온다는 것이다. 잠 좀 오게 해주면 생명의 은인이라 이름 붙여 준다고 한
다. 생명의 은인이란 절박한 상황에 처한 누군가가 죽을 고비를 넘길 수
있도록 도와주었을 때 들을 수 있는 말이다. 아마 인생에서 이런 말을 들
을 수 있는 기회는 그리 많지 않을 것 같다. 그런데 어르신들이 숙면을
못해 잠을 자는 것이 얼마나 절박하면 잠을 자게 해주면 생명의 은인이
라 한다 할까 이해가 십분 가고도 남는다. 잠이 오지 않는 밤은 정말이지
길고도 길다. 나이가 들면 하염없이 속절없이 흐르는 게 시간인데 잠 못

이루는 밤은 미칠 듯이 오만가지 생각만이 머리에 또렷하게 떠오를 뿐 절대로 정신이 혼미해지지 않는다.

인생에서 생명의 은인이란 말을 들은 소중하고 과분한 경험을 한 바 있다. 바로 치매 환자로부터이다. 멋지게 양복을 차려 입은 한 노신사가 찾아오셨다. 나의 손을 잡고 환한 웃음을 지으며 "선생님은 내 생명의 은인이다."라고 하였다. 일면식도 없는 분이라 무슨 말을 하여야 할지 당황스러워 하던 나에게 본인은 치매 환자이며 우울증 약도 복용하고 있다고 했다. 나는 또다시 놀랐다. 노신사의 모습이 치매 환자로 전혀 인지되지 않았다. 수차례 설명하였듯이 치매는 조기 발견 초기 치료하면 얼마든지 '굿 라이프'를 누릴 수 있다. 우울증 또한 전문의의 지시에 따르기만 하면 특별한 문제가 생기지 않는다.

몇 년 전 내가 다른 지역에서 근무할 때 수년 전부터 당시 치매에 걸린 아내를 돌보느라 몸과 마음이 피폐해져 있던 어르신은 시간이 날 때면 읍내에 나가 병원마다 돌아다니면서 잘 주지도 않는 신경안정제를 처방받아 모아 놓고 극단적 생각까지 하고 있었다고 한다. 그러던 어느 날 내가 마을 경로당에 나와서 치매와 우울증에 대하여 보건 교육을 했다고 한다. 교육이 끝나고 어르신은 나에게 질문을 했다. 바로 자신의 증상들에 대하여. 그랬더니 내가 답변을 잘해주었을 뿐만 아니라 직장으로 돌아가는 길에 병원 앞까지 차를 태워다 주었다고 한다. 바로 정신과 상담을 받아보니 우울증이어서 약을 먹었는데 언제 그랬냐는 듯이 그 증상들이 약을 먹은 이후 바로 사라졌다는 것이다. 그래서 세상을 살아갈 힘을 다시 얻어서 아직까지 건강하게 잘 사시고 계시다며 고마워하셨다. 물론 약은 지금도 드시고 계신다. 그런데 나는 기억이 전혀 나지 않는다(혹시 나도 치매가 아닐까). 비록 부인은 안타깝게 세상을 떠나셨지만 떠나시기 전 맑은 정신일 때 자신의 손을 꼭 붙잡고 고마움을 표시하며 건강하게 행복하게 사실 것을 유언처럼 남기셨다고 한다.

잠이 오지 않을 때는 될수록 낮잠을 삼가야 한다. 점심을 먹고 가만히 앉아 있으면 잠이 쏟아지려 한다. 그럴 때는 건강에도 좋은 햇볕을 받으며 걸어보면 어떨까? 신체적 운동이 치매 예방에 도움이 된다는 연구들이 보고되고 있다.

우리는 커피에만 카페인이 있는 줄 알고 아침에 한 번 마신 커피를 오후에는 잠이 오지 않는다는 이유로 마시지 않는다. 그러나 커피뿐만 아니라 녹차나 또 다른 마른 찻잎에도 카페인이 들어 있으므로 커피만이 아니라 녹차나 다른 차들도 숙면을 위해서라면 삼가는 것이 좋다. 카페인은 음식이나 약품 속에 포함되어 있는 물질로 우리 몸에서 여러 가지 생리적 반응을 일으킨다. 커피가 인체에 미치는 영향이 꼭 나쁜 것만은 아니다. 학자들의 말을 빌리면 하루 두 세잔의 커피는 뇌졸중 예방에도 좋다고 한다(설탕이나 크림 커피가 아니고 기계에 내려서 먹는 커피를 말함). 일상생활에서 우리가 섭취하는 카페인의 약 3/4은 커피 섭취로 인한 것이라고 한다. 커피는 그 종류 또는 끓이는 방법에 따라서도 카페인 함유량이 다르다.

카페인은 신경 흥분제로써 각성 효과가 있는 것으로 알려져 있는데, 많은 용량을 섭취하면 실제로 행동의 변화가 일어나거나 각성 작용, 가슴 두근거림, 이뇨 작용 등 생리 반응을 일으킨다. 그러나 음식이나 음료로부터 섭취하는 정도의 적은 용량은 인간 행동이나 생리 기능에 뚜렷한 영향을 주지 않는다고 한다. 모든 건강에도 그렇지만 치매 예방에도 숙면은 빼놓을 수 없는 중요한 거다. 치매 없는 건강한 삶을 위하여 커피는 하루 3잔 이하로(원두커피 기준) 줄이면 어떨까? 적당한 카페인 섭취가 건강 관리, 특히 치매 관리에 보다 유리하다고 한다.

영화 〈아무르〉에서 늙은 남편은 치매 걸린 아내의 소원을 들어준다. 아마 내 남편이나 아내도 인생의 마지막에 내가 부탁하는 소원을 틀림없이 들어줄 것이라고 모두 믿어 의심치 않기를 바라는 마음이다. 우리는 서로 사랑하니까.

그림을 그려 본다. 눈 내리는 밤! 따뜻한 난롯가에 앉아 장독대에도 마당에도 가득히 쌓여 발자국 하나 없는 소복한 눈을 바라본다. 난로 위에 올려놓은 밤이 익어 군밤이 되어가고 우리는 따뜻한 찻잔을 들고 춥고

시린 겨울밤 메마른 살갗을 서로의 체온으로 녹이며 창밖 풍경을 바라보는 모습을……. 아마도 저절로 잠이 쏟아지지 않을까?

생명의 은인, life saver

80년대 학교를 졸업하고 처음으로 엄마가 사준 블라우스라는 것을 입었다. 실크였다. 외출복이라고는 교복이 전부였던 나에게 실크는 마치 혁명처럼 나의 피부에 와 닿았다. 나긋나긋한 부드러움이 마치 방금 목욕하고 난 후의 매끈거리는 피부와 닮은 느낌이랄까. 아무튼 실크 블라우스는 흐르는 듯 부드러운 바람이 살갗을 스치는 것 같았다.

지금 치매에 가장 가까이 다가가 있는 우리 부모님들도 나 같은 실크 혁명(?)을 경험한 세대일 것이다. 나의 좋음을 기준으로 살지 못하고 남의 좋음을 기준으로 살아온 분들.

몸으로 마음으로 세상 풍파를 실감하며 살아온 낡은 나를 생각해볼 겨를 조차 없었던 삶! 고뇌의 무게만큼 무거웠던 삶에 대한 보상은 무엇일까?

"가야 할 때가 언제인가를 알고 가는 이에 뒷모습은 얼마나 아름다운가?" 이형기의 시 「낙화」의 첫 문장이다. 모두가 원하고 바라는 삶에 대한 목표이고 죽음에 대한 목표다. 삶에 대한 목표는 이해한다지만 죽음에 대한 목표에 이르면 생각이 멈춘다. 가야할 때가 도대체 언제인가? 건강하게 오래오래 장수하고 싶은 것이 인간의 욕심이라고 깨닫고 시인하는 데는 그리 오랜 시간이 걸리지 않는다. 지나온 삶보다 앞으로 살날이 짧은 사람의 입장이 되어 보면 적절한 장소에 딱 맞게 마침표를 찍기란 참으로 어려운 작업임을 새삼 실감한다.

어디 이유 없는 사연이 있을까. 그러니까 옛말에 처녀가 아이를 가져도 할 말은 있다고 하지 않나.

잠이 오지 않는 밤이면 한 권의 책을 준비해놓고 또 한잔의 따뜻한 우유를 마시며 책을 읽기를 권한다. 이상하리 만큼 잠이 잘 온다. 책은 성경책이어도 좋고 에세이여도 좋고 인문학 책이어도 좋다. 어느 것이나 무방하다.

잠 못 이루는 환자와 그 환자를 새벽부터 밤늦게까지 돌보느라 애쓰고 수고하는 이들이 있다. 몸과 마음이 지친 가족들이나 간병인의 심정이 되어 그들에게 나의 작은 정성을 보여주길 바라는 마음이다. 그들은 많은 걸 원하지 않는다. 소소한 것에 고마워한다. 그들이 지금 당신을 기다리고 있다. 당신은 누군가의 생명의 은인, 라이프 세이버(life saver)다.

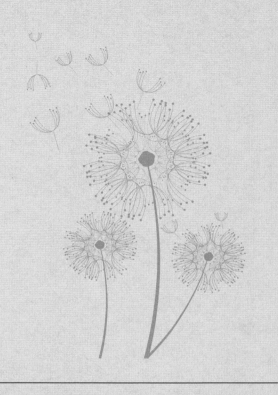

3장 **치매를 예방하는 뇌 건강 운동법**

1. 부정적인 생각은 금물이다

허물이 있다면, 버리기를 두려워 말라.
- 공자

새벽부터 밤늦게까지 조국과 민족을 위하여

하얀 백발의 머리가 밉지 않은 고상한 부인이 남편과 함께 방문했다. 편의상 부인의 남편을 어르신으로 표현한다. 어르신은 70년대 공무원을 지냈다. 한참 새마을 사업이 진행 중인 70년대 초반이었다. 말로는 9시 출근해서 6시 퇴근이었지만 버스도 없던 시절이었다. 오토바이도 80년대에 활성화되었고 자전거를 타거나 걸어서 출장을 다녔다. 집에 들어가는 날보다 안 들어가는 날이 더 많았다. 부인은 남편을 국가에 헌납했다고 생각하며 살았다. '남편은 국가와 민족을' 입에 달고 살았다. 1970년대 초반 지붕 개량 사업을 할 때는 직접 지붕 위에 올라가 초가를 걷어내기도 했다. 내려오는 중에 떨어져서 척추 뼈가 부러졌어도 하루도 쉬지 않고 출근을 했다고 한다. 그때 치료하지 않은 후유증으로 허리의 뒷부분이 부풀어 올라 있다고 한다.

외세의 침공으로부터 대한민국의 영토를 수호하고 국민의 생명을 지키는 일은 정확하게 대통령의 임무이다. 그런데 어르신은 마치 자신의 임무인 양 만약에 우리나라가 외세의 침공을 당한다면 우리의 영토를 수호하고 국민의 생명을 지켜낼 능력을 키워야 한다고 평소에도 외쳤다고 한다. 가정은 어르신의 의사나 의지와 상관없는 부인의 몫이었다. 얼마나 어르신의 국가에 대한 믿음과 충성이 과했으면 일개 면서기일 뿐인 남편을 국가에 헌납했다고 했을까? 이쯤 되면 병으로 인정되어야 한다. 정신의학의 발달은커녕 정신과란 개념도 없던 시대였다. 오로지 '잘살아보세'와 새마을 운동만이 존중되고 인권은 바닥을 치던 시대다. 산업화와 인권이 함께 성장했더라면 하는 아쉬움이 남지만 그 시절 우리나라는 정말 가난했다.

우리 집에 손님이 왔다. 집안의 어른이었다. 두메산골까지 걸어서 오다보니 저녁 늦게 밤중에 도착했다. 어머니는 없는 찬을 만들어서 가마솥에 밥을 지어 저녁을 대접했다. 다 드신 어른께서 하시는 말씀이 "지금 충북에서 오는 길인데 그곳은 가뭄이 심하여 저녁을 국수를 삶아주더라."고 했다. 그해에 가뭄이 심했었다. 그런고로 쌀이 없어 몇 년에 한 번 올까 말까한 손님에게 국수를 끓여 대접한 것이다. 어머니는 "얼마나 먹을 것이 없으면 그리했겠냐."며 한숨을 내쉬었다. 그렇게 먹고살기도 힘든 시대이다 보니 다른 것은 옳고 그름을 가릴 형편이 아니었다. 그것은 오롯이 일부 인권 운동가들과 재야 인사 일부 노동자와 야당의 몫이었다.

부인은 길게 한숨을 내쉬었다. 지난 세월 마음의 고통을 내뱉기라도 하듯이. 자신에게 반하는 말과 행동은 모두 국가에 반하는 것이고 자신을 의심하는 것은 국가에 대한 배신이다. 그런데 이것이 습관화되면서 이제 스스로 믿는 단계로 발전한다.

사람이 변명을 자꾸 하다 보면 자신이 변명을 하는 게 아니라 진실을 말하고 있다고 착각하게 되고 책임을 자꾸 회피하다 보면 자신에게 책임이 없다고 깊이 믿게 된다. 그런 일이 자꾸 반복되다 보면 자존감이 손상되고, 자존심이 강한 사람은 초기의 자존심 손상을 보상하려는 심리로 더욱 강하게 자신을 합리화하기 시작한다. 즉 그냥 남 탓을 하는 것이 아니라 실제로 '남 탓'이라고 굳게 믿게 된다. 이제는 책임질 일이 없으니 책임을 회피한다는 불편한 생각을 안 해도 되게 된다.

그렇게 버틴 것이 50년이다. 부인의 심정이 십분 이해가 가고도 남음이다. 이제 어르신은 치매까지 왔다. 모든 것을 자신이 다 해야 하는데 치매로 인하여 부분 부분만을 생각하고 그렇게 생각한 것은 누가 뭐라 해도 이루어야 직성이 풀린다는 것이다. 어르신은 자신이 하는 것은 로 맨스요 남이 하는 것은 모두 불륜에 해당되었다.

또한 70년대와 80년대 공직을 수행하면서 했던 일들을 지금도 하고 있다는 것이다. 부인을 여직원으로 생각하고 타이핑을 해오라고 하고 아들에게는 공문서를 등사해오라고 한다. 안 해다 주면 난리가 난다. 한번은 가리방(등사를 하기 위해 입자가 고운 오돌돌한 철판에 초종이를 이용해서 철필로 글자를 새기는 것을 말함)을 긁게 초종이와 철필을 가지고 오라 해서 집안에 난리가 났었다고 한다. 이 시대에 그것들을 어디서 구하라고. 그것만이 아니라 어느 마을 지붕 개량을 나간다고 나가서 돌아오지 않아 며칠 후에 온 마을 주민이 동원되어 교량 밑에서 찾았는데 다행히 멀쩡하시더라고. 생명은 타고 났다는 것이다.

우리는 앞으로 더 큰 사고의 예방을 위하여 낮 시간 동안 어르신을 보호하고 관찰해주는 주간보호센터나 요양원 입소를 권해드렸다.

잠재의식을 변화시키는 기술 책을 여러 권 집필한 네빌 고다드가 있다. 상상하면 그대로 이루어진다는 자신의 경험을 바탕으로 책을 집필했다. 혹자는 21세기에 어찌 그런 말을 믿느냐고 할지 모르지만 그것은 긍정의 힘이다. 긍정의 힘은 여러 가지로 증명된 바 있다. 그와 반대로 부정적인 생각은 우리의 마음은 물론 만병의 근원으로 알려져 있다.

예전에 함께 근무했던 D가 그랬다. 뭐든지 얘기하면 일단은 부정했다. 그러면서 나중에는 좀 전에 얘기했던 대로 실행했다. 또한 의심도 많았다. 어느 하루 연가나 출장을 다녀오면 자기 없는 동안에 우리끼리 무엇을 했는지 알고 싶어 했다(그럴 거면 자리를 비우지 말든가). 때로는 다른 사람 캐비닛을 열어보고 자기가 모르는 그 무엇이 있는가를 찾고 다녔다. 그런 사람과 근무하기는 참으로 피곤하다. 말을 해도 자기 말만 하고 남의 말은 듣지 않으려고 한다. 내가 다른 일이 바빠서 자리를 뜨려 하면 어떤 방법으로든지 붙잡고 자기 할 말을 모두 해버린다. 말하는 본인이야 시원하겠지만 듣는 이들의 애로는 이루 말할 수 없다. 그것은 고통이다. 중요한 것은 본인은 그 사실을 모른다는 것이다. 자기중심적 사고방식으로 본능에 가까운 성향이다. 대체로 인격적으로 성숙하지 못한 데서 발생하는 경우가 많다.

자전거는 삼천리가 최고야

앞에서 예를 든 어르신은 나가시면서 우리에게 "오로지 국가와 민족을 위하고 생각하라." 하시면서 나가셨다. 옳으신 말씀이라고 생각한다. 모든 공무원이 그렇게 생각하고 위민 행정을 펼친다면 18년 동안 유배 생활을 하면서 『목민심서』를 집필한 조선의 학자 정약용의 꿈이 이루어질 테니까.

아들의 자동차를 타고 온 어르신이 마지막으로 내뱉은 말은 "요즘도

자전거 타고 출장 다니나? 자전거는 삼천리가 최고인디!"(최고인데의 사투리)

하면서 자동차에 올랐다. 사무실로 들어 와서 누가 먼저랄 것도 없이 우리는 쓰러지게 웃었다.

그 시절을 모르는 요즘 풋내기들은 어르신의 말이 마치 코미디 극장의 한 부분으로 다가와서였을 테고 그 시절을 겪은 나는 어렴풋이 그때가 생각나서였다.

부정적인 생각은 만병의 근원이다. 대나무는 가느다랗다. 그런 대나무가 비바람을 맞아도 폭풍을 맞아도 심지어 태풍이 와서 커다랗던 고목이 뿌리째 뽑혀 쓰러져도 대나무는 꺾이지 않는다.

그저 올곧게 자란다. 그럴 수 있는 힘은 일정한 간격을 두고 있는 마디가 대나무를 지탱해주기 때문이라고 한다. 이런 마디들을 형성하기 위하여 대나무는 일정 기간 스스로 성장을 멈춘다고 한다. 성장을 멈춤으로 더 올곧게 자라 치솟아 오를 수 있는 것이다. 또 갈대는 어떤가? 뭇사람들이 갈대를 흔히 여성에 비유하며 "여자 마음은 갈대와 같다."라고 하지만 모진 비바람에도 꺾이지 않는 것 또한 갈대이다.

대나무 마디 같은 고뇌와 성찰을 우리도 해보면 어떨까? 모든 부정적인 생각을 버리고 대나무의 올곧은 모습만 상상하며 명상을 즐기는 것도 한 가지 방법이다. 조화가 잘 이루어진 모차르트의 〈피아노 소나타〉를 들으면서. 몸 안에 있는 암세포도 자기 몸의 일부로 생각하고 잘 다스리면 치유가 되는 경우도 있다고 한다.

위에 언급한 어르신처럼 역설적이긴 하지만 세월이 흘러도 사람 속에는 변하지 않는 가치관이나 원칙이 있다.

좋은 일이나 나쁜 일이나 서로 다독이면서 함께 가는 건 어떨까? 한층 밝아진 우리 사회가 더욱 아름다움으로 빛나리라 믿는다.

2. 인지 능력 높이는 뇌 운동

> 굳은 인내와 노력을 하지 않는 천재는 이 세상에서 있었던 적이 없다.
>
> - 뉴턴

자꾸만 늘어가는 치매 환자

의학이 기하급수적으로 발달된 현대에도 아픈 곳 없이 건강하게 살다 가 고통 없이 죽는 것을 누구나 꿈꾼다. 평균 수명이 80세를 넘기 시작한 요즈음 특히 "치매 안 걸리고 살다 가야지."라는 이야기를 많이 한다. 치매에 걸려 점차 뇌 기능과 인간으로서의 존엄성을 잃어가는 과정을 주변에서 많이 보아 왔기 때문일 거다.

평균 수명이 늘어난 것과 치매 환자가 늘어난 것이 관련이 있을까? 그럴 가능성이 있다. 고령은 치매의 가장 중요한 위험 요인으로 알려져 있으며 고령으로 갈수록 치매 환자의 비율이 늘어난다. 그러나 이견도 만

만치 않다. 90이 넘어서도 인지 기능에 전혀 문제가 없는 사람들도 있는가 하면, 반대로 50대 초부터 신경퇴행성 치매가 시작되는 경우도 더러는 있기 때문이다. 즉, 치매는 곧 노화의 결과라고 이야기할 수 없으며, "질병으로서의 치매"가 분명히 존재한다는 것이다.

오래 살게 되는 인구가 많을수록 치매 환자는 당연히 늘어난다. 이것은 피할 수 없는 불가피한 과정임이 분명하다.

옛날에 비해 현대인의 수명이 늘어난 것이 아니고 단지 조기 사망률이 줄었기 때문에 평균 수명이 늘어나 보일 뿐이라는 설도 존재한다. 그러니까 고구려의 20대 왕인 장수왕은 너무 오래 산 까닭으로 아들이 먼저 죽어서 손자인 문자왕이 왕위를 이었다.

물론 동서양의 고대 문헌을 보면 수천 년 전에도 질병이나 사고만 아니었다면 80, 90세까지 살았다고 나와 있다. 문명의 발달로 인하여 위생과 안전을 비롯한 영양 상태가 좋아지고 제 수명을 채우지 못하게 만든 많은 요인들인 굶주림으로 인한 영양실조와 질병과 사고를 비롯하여 끊이지 않던 전쟁이 현대로 접어들면서 점차 줄어들게 되었다. 인간이 자신의 수명만큼 살게 된 것인지, 아니면 수명 자체가 늘어난 것인지 아직 확실한 답을 찾지 못하고 있다.

모든 살아 있는 것에는 다 수명이 있듯이, 뇌에도 수명이 있어서 고령에 이르면 기능이 정지되거나 저하되는 상태(치매)가 올 수 밖에 없다.

인지 기능 저하란 들은 이야기를 자꾸 잊거나 잃어버리는 증상이다. 물건 둔 곳을 잊어버리고 기억력이 저하되는 증상이 대표적으로 나타나게 된다. 이러한 행동의 빈도수가 점점 심해진다면 치매 초기 증상을 의심해보아야 한다. 때로는 건망증 증상과 혼동 가능성도 발생한다. 때문에 증상에 대한 판단이 다소 불명확할 수도 있다.

인지 기능은 기억형, 판단형, 시공간 인지 능력, 언어 기능, 성격들로 분류된다. 그러나 인지 기능 저하와 치매와의 연계 가능성은 건강한 어르신들의 경우 1~2% 정도이다.

기억력이 많이 저하된 분들의 경우엔 15~20% 정도, 기억성 경도 인지 장애의 경우 80% 정도가 치매와 바로 연계되어 진행된다고 한다.

두뇌 활동은 뇌를 자극하여 뇌의 구조와 기능에 좋은 영향을 미친다. 전문가들은 일기를 쓰거나 독서를 습관화하는 것을 권한다. 일기를 쓰다 보면 글쓰기가 생활화되어 자기 계발 차원에서도 권하는 방법이다. 알고 지내는 지인 중에 한 사람이 다니던 직장을 퇴직하였다. 매일 스트레스 쌓이던 문제들을 상대하지 않으니 너~무 좋았다. 두세 달 동안은. 그런데 일정 시간이 지나고나니 미칠 것만 같았다. 불러주는 사람도 온다는 사람도 나타나지 않았다. 급기야 정신마저 혼미해지는 것 같았다. 물건을 어디에 두었는지도 자주 잊어버리고 부인에게 짜증만 부리니 삼식이는 나도 싫다며 제발 좀 나가달라고 부인이 등을 떠밀었다. 자신이 생각해도 이대로 살면 안 될 것 같은 후회가 뒤늦게 밀려왔다. 처음엔 공원으로 산으로 돌아다녔다. 그러다가 길가에 붙여진 플래카드를 발견하였다. 치매 조기 검진에 대한 안내였다. 내친김에 보건소 치매안심센터에 가서 검사를 받았더니 인지 저하는 아니었다. 그런데 1점만 부족해도 2차 검진을 받아야 하는 경계였다. 우선 기억력 보강을 위하여 책을 읽고 일기를 써보라고 치매 담당 직원이 권해주었다.

무료함도 달랠 겸 무서운 치매에게서 벗어날 겸해서 책을 읽기 시작하였다. 책을 읽다 보니 무언가 쓰고 싶은 욕망이 생겼다. 그래서 처음엔 일기를 쓰다가 점점 단계를 높여 시를 쓰고 종종 여행을 다녀와서 기행문을 쓰다가 지금은 문인이 되었다. 문인이 되고 보니 여기저기 부르는 곳도 많아졌다. 우선 수입이 꽤 짭짤하다. 부인은 모든 걸 마다하고 가는 곳마다 운전을 해주고 이제는 아예 서재까지 마련해주었다. 그 비싸다는 안마기도 구입해주고 책 보고 글 쓰면서 힘들면 안마하라고 권하는 사이가 되었다. 이 나이에 손주들 학원비는 할아버지가 책임을 져주니 며느리한테 사랑 받고 손주들도 자주 온다고 했다. 물론 용돈을 받는 목적이 필수지만.

마트에서 물건을 구입할 때 암산으로 계산해보는 것도 좋은 방법이다.

어쩌다가 잘못 계산된 물건 값을 되돌려 받는 경우도 있다. 그밖에도 거꾸로 숫자를 크게 읽어 본다. 의외로 쉽지 않다. 두뇌에 많은 생각을 하게 해준다. 내 가족은 물론 가까운 지인들의 전화번호를 외우는 것도 좋다. 갑자기 핸드폰이 안 되는 경우나 응급 시에 용이하다.

지금은 초등학교가 된 예전의 기억을 떠올리면서 구구단을 외워보는 것은 어떨까? 선생님한테 꾸중 들으며 때로는 나머지 공부하며 외우던 기억도 새로운 추억이 될 것 같다. 언제던가? TV에서 하는 '구구단을 외자'는 프로그램도 있었던 것 같다.

먹고살기도 어려웠다. 안 해서 그렇지 하면 선수, 퍼즐 맞추기

치매 환자를 대상으로 퍼즐 맞추기 프로그램을 진행한 적이 있었다. 너무 쉬운 퍼즐보다는 약간의 난이도가 있는 퍼즐을 택하여 시행하였다. 나를 비롯한 직원들은 맞추지 못하고 헤매는 어르신들을 도와드릴 요량으로 곳곳에 앉았다. 퍼즐 맞추기가 시작되고 전혀 의외의 반응이 일어났다. 어르신들이 너~무 잘 맞추었다. 우리가 도와드리기는커녕 오히려 조각을 잘못 끼우고 있었다. 한 어르신이 "어떻게 젊은 사람이 그것도 하나 못 맞춰."라는 한마디에 우리는 맘껏 웃었다. 프로그램은 3개월 동안 진행되었는데 어르신들은 정말 좋아하셨다. 물론 프로그램 진행 후에 먹는 간식을 더 좋아하시긴 했지만. 언제 다시 프로그램 안 하느냐고 문의가 쇄도했었다.

먹고 사는 것이 힘들던 시절에 입을 것을 사는 것은 거의 불가능에 가까웠다. 아이들의 옷은 위로부터 물려받아 천이 닳도록 입다 못해 찢어지면 기워서 입었다. 우리들 옷은 물론 할머니의 속내의까지 손수 뜨개실로 뜨는 수고를 아끼지 않았다. 일이 없는 겨울마다 엄마는 뜨개실을 달고 살았다. 우리는 옆에서 실을 감거나 풀어내는 것을 했다.

새로 산 실은 감는 것도 풀어내는 것도 너무 쉬웠다. 그런데 헤지거나 구멍이 나버린 헌 옷을 풀어서 감을 때는 짜증이 났다. 어떤 경우에는 잘 풀리지도 않고 풀어낸 실은 엉켜버리기 일쑤였다. 그런 때는 울어버린다. 그러면 엄마나 할머니가 "아유, 내 새끼 고생했네. 고사리 손으로다가. 나가서 놀아."라고 하면 흐르던 눈물이 신기하게도 금세 멈추었다. 지금은 뜨개질을 하는 사람이 드물다. 한다고 해야 수세미를 뜨는 정도랄까. 그런데 뜨개질 하는 것도 뇌 운동에 도움이 된다고 한다.

다가오는 겨울에는 내 옷은 물론 가족의 조끼까지도 색색의 고운실로 떠서 선물해보면 어떨까? 아마도 좋아라. 웃음 짓는 모습이 눈앞에 환하게 그려진다.

인지능력을 향상시키는 뇌 운동은 결코 어렵지 않게 주변에 널려 있다. 우리가 애써 외면하고 활용하지 않아서 창고에 가득히 숨어 있는 것이다. 사랑하는 나의 사람들에게 상처를 주지 않고 그들이 편안함을 누릴 수 있도록 먼저 내가 건강해지려고 노력해보자. 담배를 피우고 있다면 금연하고 술을 많이 마시고 있다면 반드시 절주를 하도록 하자. 혈압 약이나 당뇨 약을 2~3정 복용하고 있다면 1정으로 줄이는 노력을 해보자. 하루 1시간 걷기를 1개월 하면 콜레스테롤 수치가 최고 100까지 내려가는 경우도 있다.

지금 바로 나가 보자. 하늘과 대지와 바람이 나를 반긴다. 맑은 공기는 내가 숨 쉴 때마다 들어오고 바람은 나를 힘껏 껴안아 준다.

'아! 기분 좋다.'

3. 뇌에 좋은 음식들 찾아 먹기

수명을 늘리려면 식사를 줄여라.
- 벤자민 프랭클린

욕심을 버리고 꾸준히……

TV를 보고 있노라면 몸에 좋지 않은 음식이 없다. 유명인이 나와서 먹
거리에 살을 붙여 이야기하면 모두가 건강식품이다. 그런데 정말 맞는
이야기다. 때로는 음식이 병을 치료하여 완치되는 일도 드물지만 있다.
모든 수단과 방법을 동원하여 치료하였지만 오히려 악화된 환자가 죽음
을 각오하고 깊은 산속에 들어가 맑은 공기와 자연의 먹을거리를 먹고
살아 있음을 종종 보게 된다. 그런 이야기를 주변의 의사들에게 하면 "그
런 사람은 100명에 1명이구요, 나머지는 다 죽고 오직 그 한 사람만이 살
아 있으니까 TV에 나오는 거라고요."라고 한다. 그것도 사실이다. 분명

죽은 사람도 존재할 것이다. 그러므로 치료와 음식과 자연을 함께 병행하면 어떨까? 그 무엇보다도 자연이 주는 먹을거리는 최고의 치료제라 아니할 수 없다.

꾸준히 먹으면 치매 예방에 도움이 되는 음식에는 무엇이 있을까?

후천적 원인에 의해 기억력 판단력 언어 등의 인지 기능이 감퇴하는 치매는 건망증과 달리 뇌세포가 서서히 소실되고 특효약도 없을 뿐더러 가족들의 희생이 요구되고 때로는 주변인들에게 피해가 갈 수도 있다. 그러므로 무엇보다도 예방이 중요하다. 암보다 무섭다는 치매 예방에 좋은 음식 중에 첫째가 강황이다. 강황에는 노란 빛을 띠게 하는 커큐민 성분이 다량 함유되어 있어 치매 예방이나 치료 목적으로 자주 활용되며 해외와 국내 연구 결과가 가장 많이 존재하는 음식이라고 한다. 또한 카레를 즐겨 먹는 인도 사람들은 치매의 발병률이 미국인의 4분의 1정도라고 한다.

치매 예방에는 오메가3 지방산, 엽산, 비타민, 필수아미노산 등이 풍부한 음식이 좋다. 오메가3가 풍부한 대표적인 음식이 연어다. 연어에는 오메가3뿐만 아니라 불포화지방산 DNA의 함량 또한 높아 치매 예방에 효과적이다. 비슷한 생선으로 고등어, 청어, 참치, 꽁치도 꾸준히 먹으면 좋다.

콩 또한 치매 예방에 매우 좋은 음식이다. 특히 검은콩에는 레시틴이라는 성분이 풍부해 기억력과 집중력 향상, 두뇌 발달 및 노년기 치매 예방에 매우 뛰어난 효과가 있다. 이왕이면 귀리와 검은콩을 섞어서 밥을 지으면 좋을 것이다. 또한 콩을 볶아서 틈틈이 간식으로 먹는 것도 좋은 방법이다.

붉은 육류는 피하라는 영양학자도 있지만 노인층은 어린 연령대와 비교해 육류 섭취량이 떨어진다는 영양학계의 보고가 있다. 고기에는 질 좋은 단백질이 풍부하고 비타민 B6가 풍부해 혈관성 치매를 일으키는 호모시스테인을 제거하는 작용을 한다. 고기 섭취는 소고기 섭취도 좋지만 닭고기, 돼지고기를 살코기로 섭취하면서 생선과 교대로 꾸준히 섭취해주면 치매 예방에 도움이 된다.

잡곡밥은 다이어트에도 좋지만 치매 예방에도 효과적이다. 현미, 메밀 등에는 비타민 B1이 풍부하여 뇌의 에너지원이 되는 포도당 생성을 촉진해 치매를 예방하는 데 효과적인 음식으로 꼽힌다.

과일은 베리류가 좋다. 블루, 블랙, 스트로, 라즈베리 등 베리류에는 활성화산소를 막아주는 항산화제 성분이 풍부하다. 우리 몸은 자체적으로 항산화제를 만들지 않기 때문에 음식이나 보충제를 통해 항산화제를 섭취하는 것이 중요하다. 베리류를 꾸준히 섭취할 경우 인지력 강화에 도움이 된다.

비트가 알츠하이머 예방에 효과가 크다는 사실을 아시는지. 붉은색 과육을 띄는 베타닌은 뇌에 손상을 일으키는 아미노산 생성을 예방하는 효과가 있다. 그뿐만 아니라 혈관 콜레스테롤을 배출시켜주는 섬유질도 풍부한 레드 슈퍼 푸드이다. 비트는 열을 가할 경우 영양소가 파괴되므로 생으로 먹거나 즙으로 섭취하는 것을 권한다.

오메가3는 비만세포의 활성화를 돕는 유전자 활동을 억제해 비만을 억제해주는 데 도움이 된다. 또한 오메가3는 인슐린의 분비를 자극해 당뇨병을 예방하는 데도 도움을 주며 시력 회복과 시력 보존 및 건조한 시력을 개선하는 데도 도움을 준다.

정크푸드는 피하고 육류보다는 불포화 지방산이 많은 음식 특히 생선을 섭취한다.

뇌 건강에 도움을 주는 음식 중 케일과 시금치와 브로콜리 등 비타민 A와 C가 풍부한 녹색채소와 여러 채소류는 뇌 건강에 좋은 식품으로 일주일에 6번 이상을 섭취해야 효과가 좋다.

아몬드, 호두와 같은 견과류는 비타민 E가 풍부해 콜레스테롤 수치를 낮추고 집중력을 높여주는 효과가 있고 뇌 건강을 위해서는 일주일에 5번 정도 섭취를 권장한다.

아사이베리와 딸기 등은 두뇌가 손상되는 것을 막는 데 도움을 주고 노화와 관련된 질환의 발병을 줄여주는 데 효과가 있어 일주일에 2번 이상 먹는 것이 효과가 있다.

콩과 통곡물은 기억력과 집중력, 다이어트에 효과적이고 알츠하이머 발병 위험을 막기 위해서는 하루 3번 이상 꾸준히 섭취하는 것이 바람직하다.

뇌에 활력을 주는 음식으로 잘 알려진 참치와 고등어 같은 등 푸른 생선은 오메가3가 풍부해 뇌의 노화를 막고 학습 능력을 높이지만 일주일에 한 번 정도 섭취가 좋다.

이외에도 적당한 양의 사육 조류, 올리브유, 와인 한잔은 알츠하이머의 발병 위험을 낮추는 데 효과가 있다.

피해야 될 음식은 붉은 육류와 동물성지방, 당분이 많이 함유된 음식과 튀긴 음식, 패스트푸드는 뇌의 정상적인 사고 과정을 방해하고 뇌졸중을 일으키는 트랜스 지방이 함유되어 있어 뇌 건강을 위해서는 피하는 것이 좋다.

몸에 좋은 음식이 머리에도 좋다

비 내리는 창가에 앉아 밤새 책갈피를 뒤적거린다. 쇼팽의 빗방울 연주곡이 귓가를 울린다. 이 비가 그치지 않고 계속 내려주기를 기도한다. 계속되는 가뭄에 갈라지는 논바닥만큼이나 타들어가는 농심도 안타깝다.

현대인들 특히 도시인들은 햇빛의 고마움을 모르고 산다. 농촌에서는 때마다 철마다 단비를 내려주어야 하고 자연 빛이 나오지 않으면 농작물을 익힐 수 없으니까 느끼지만 도시에서는 느낄 겨를이 없는 것일까?

뇌에 좋은 음식들도 중요하지만 우리 몸에 없어서는 안 될 영양소가 비타민 D다. 무엇보다도 햇빛에서 나오는 비타민 D는 우리 몸에 꼭 필요한 영양소다. 우울증이나 다른 건강에도 그렇지만 치매 예방에도 예외가 아니다.

피곤하다고 하루 종일 누워 있어도 피로가 풀리지 않을 때가 있다. 아니 더 나른해질 때가 많다. 그럴 때는 운동을 하라고 강력히 권한다. 특히 햇빛을 받으며 운동을 하고 나면 몸도 가볍고 마음도 개운해지는 걸 느낄 수 있다. 피부를 보호하기 위하여 노출되는 부위마다 자외선 크림을 바르는 것도 중요하지만 얼굴이 아닌 다른 부위에 햇빛을 받으면 좋은 방법이 아닐까? 빛이 강하게 내리쬐는 여름의 한낮이 아니라면 맘껏 햇빛을 맞아도 좋을 것이다.

특히 요즘 아이들은 움직임이 덜하다 보니 체력이 약할 뿐 아니라 면역력도 떨어진다. 예전보다 발달하는 건 손가락 활동이다.

치매 환자마다 각자 가지고 있는 특성이 있다. 버릇도 있고 음식도 선호하는 종류가 있다.

어떤 환자는 눈에 보이는 화장지란 화장지는 모두 둘둘 말아서 베개

밑이나 침대 밑에 넣어둔다. 우리 아버님은 주머니마다 화장지를 넣어놔서 빨래를 할 때는 꼭 주머니 점검을 해야 한다. 안 그러면 세탁기는 물론 함께 세탁한 세탁물이 온통 하얀 먼지투성이로 바뀐다.

우리 아버님이 좋아하는 반찬 중에 한 가지가 새우젓이다. 질 좋은 육젓을 뜰채에 담아 흐르는 물에 잠깐 적셔서 꼭 짜준다. 그런 다음 깨소금, 청양고추, 파, 마늘, 매실엑기스 아주 조금을 넣어서 보슬보슬하게 무친다. 이때 살살 양념을 섞어야 새우 살이 망가지지 않는다. 기호에 따라 참기름이나 들기름을 살짝 넣어준다. 그때만큼은 하얀 쌀밥에 새우젓을 얹어 드리면 아주 잘 드신다.

몸에 좋은 음식이 머리에도 좋다. 골고루 적당량을 먹는 것이 답이다.

물을 마시면서도 치매를 예방할 수 있다

우리는 결명자차가 눈에나 간에 좋은 영향을 주는 것으로만 알고 있다. 그러나 결명자차가 치매 예방이나 인지 장애 개선에도 우수한 효과가 있음이 논문을 통해 입증되었다.

2008년에 나온 논문에서 뇌신경보호 효과가 있다고 했고, 2016년도에 나온 논문에서도 결명자가 알츠하이머 치매를 유발하는 물질로 알려진 아밀로이드 베타에 의해 유도되는 시냅스 장애를 항염증 효과로 개선시킨다고 했다.

출처 : 보건복지부 중앙치매센터 홈페이지

4. TV와 스마트폰이 뇌의 노화를 앞당긴다

겨울은 내 머리 위에 있다. 하지만 영원한 봄은 내 마음 속에 있다.
- 빌 게이츠

때로는 구식이(오프라인) 좋다

디지털 치매란 신조어가 처음으로 국립 국어원 신어(新語) 자료집에 등재된 것은 2004년이다.

"디지털 기기가 일상에 필요한 기억을 대신 저장해줘 디지털 기기 없이는 전화번호, 사람의 이름 등을 기억하지 못하거나 계산 능력이 떨어지는 현상을 말한다. 주로 디지털 기기에 친숙한 10~30대에서 발견된다. 생활에 심각한 위험이 따르는 것은 아니어서 병으로 분류되지는 않지만 스트레스를 유발해 공황 장애, 정서 장애 등이 발생할 수 있으며 치매로 발전할 가능성도 있다."

그러면서 "디지털 치매에서 벗어나기 위해서는 퍼즐, 계산, 암기 등 단순한 활동으로 뇌를 활성화시키고 디지털 기기의 사용량을 줄이는 노력이 필요하다."라는 충고까지 명기되어 있다.

[네이버 지식백과] 디지털치매 (시사상식사전, pmg 지식엔진연구소)

휴대폰이나 컴퓨터 등 디지털 기기에 지나치게 의존하는 멀티미디어 시대에 머리에 담아야 할 정보량이 폭증한 데다 각종 디지털 기기에 대한 의존도가 높아지면서 단기기억 사항에 대한 반복 학습 및 인출 과정의 결여에 의하여 마치 기억력이 떨어진 것처럼 보이는 상태다.

인간의 기억 보조 장치로서 디지털 기기의 역할이 증가하면서 발생된 것으로 다른 말로는 'IT(information technology) 건망증'이나 '과학기술로 인한 건망증(Technology amnesia)'으로도 불린다. 특히 디지털 기기 의존도가 높은 20~30대 대학생, 샐러리맨, 전문직 종사자들에게 많이 나타나는데 이는 아마도 이들의 디지털 기기 의존도가 높기 때문으로 생각된다. 치매는 정상적으로 활동하던 사람이 뇌에 발생한 각종 퇴행성 질환으로 인지기능의 저하가 나타나고 이로 인하여 일상생활에 불편을 겪는 상태를 말하는 것으로 '디지털 치매'는 사회적 현상이 낳은 증상이지 질병은 아니다.

80년대는 물론이고 90년도 중후반까지만 해도 관공서의 결재서류 대부분은 오프라인으로 작성되는 것이 대부분이었다. 온라인이 구축되고 대부분의 업무 작업이 엑셀이나 워드로 진행된 시기는 밀레니엄 시대인 2000년대 이후이다.

80년대에는 출장을 다니려면 버스를 이용하거나 걸어서 다녔다. 때로는 지름길인 산길을 이용하기도 했다. 그 산모퉁이 숲 그늘에 하얀 찔레꽃이 흐드러지게 피어 있었다. 어린 시절 산속에서 친구들과 함께 꺾어 먹었던 찔레꽃 추억을 생각하지 않을 수 없는 풍경이 주위에 펼쳐져 있었다. 찔레꽃 줄기를 꺾어 껍질을 벗기고 입에 물면서 함께 출장 나간 언니와 옛날 옛적 토끼가 세수하고 갔을 것 같은 옹달샘이 있던 곳에서 놀던 이야기를 하노라면 벌써 해가 저물어 갔다. 가난했던 아이들에게 포근한 향기로 그 배고픔을 위로하던 꽃 찔레꽃. 사랑과 헌신, 눈물과 감동이 함께 하던 시대를 이야기하는 것조차 고리타분한 것으로 비춰질 수 있는 디지털 시대에 그래도 나는 찔레꽃 향기로 남고 싶다.

디지털 치매의 주요 증상이 있다. 휴대폰이나 컴퓨터 등이 없으면 전화를 걸거나 계산을 하는 등의 일상생활에 제한이 나타나는 대표적인 증상이다.

1. 단축 번호가 없으면 휴대폰으로 전화를 걸 수 없다.

2. 암산 능력이 많이 떨어져서 간단한 계산도 계산기의 도움을 받아야
   한다.

3. 컴퓨터에서 찾아 쓰는 한자에 익숙해 책을 읽을 때나 직접 한자를
   쓸 때 막막해진다.

4. 운전할 때 내비게이션이 없으면 길 찾기가 힘들 뿐더러 못 찾는다.

5. 손으로 글씨를 쓰는 것보다 휴대폰 문자 전송이나 키보드 입력이 더
   편하다.

디지털 기기도 지혜롭게 사용하자

이러한 현상은 반복 학습의 저하에 의한 인출 기능의 약화다. 강력한
시대정신으로 인간의 기억은 반복 학습을 통하여 단기기억에서 장기기
억으로 전환되는데 디지털 기기에 지나치게 의존하다 보니 이러한 반복
학습의 과정이 생략되어 버린다. 그러한 이유로 단기기억의 저하와 장기
기억으로의 전환이 원활하게 진행되지 못한다. 편리함이 가져다준 부작
용이라 해도 무방할까?

인출 기능은 어떠한 정보가 필요할 경우 예전 뇌 속에 저장된 내용을
찾아 끄집어내는 과정을 말하는 것으로 이 기능 또한 반복 학습의 일종
이다. 디지털 기기가 이러한 기능의 일부를 대신해 정보를 저장해주고
버튼 한 번만 누르면 귀찮은 오프라인 인출 과정을 대신해주므로 자연히

뇌 속의 내용을 끄집어내는 인출 능력이 떨어지게 된다.

이러한 현상을 누군가는 디지털 시대에 맞도록 인간의 뇌가 진화하는 과정의 일부라고 주장하는 이도 있다. 그러나 진화와 퇴행은 구분되어야 한다.

"진화(evolution, 進化)란 생물의 종 및 더 상위의 각 종류가 여러 세대를 거치면서 점차 변화해온 것이다."[네이버 지식백과]

즉 간단한 구조에서 복잡한 구조로 하등(下等)한 것에서 고등(高等)한 것으로 발전하는 것이라 할 수 있다. 만일 이러한 내부 변화가 생존의 확률을 떨어트린다면 이는 퇴행이 된다.

이러한 현상은 마이카 시대로 인한 걷는 시간이 줄어들고 비만이 증가하는 현상과 맥을 같이한다. 사람의 몸무게가 증가한다고 체력이 좋아지거나 건강해지는 것이 아닌 것처럼 단기기억이나 인출 과정의 부담이 줄어든다고 판단력과 같은 고차원의 창조적인 능력이 증가된다는 증거도 없는 것이다.

TV와 스마트폰이 뇌의 노화를 앞당겨 혹시나 치매가 걱정된다면 디지털 기기에 대한 의존도를 줄여보는 것도 하나의 방법이 될 수 있다. 다른 말로 표현하면 아날로그적인 감성을 되살리는 생활이다. 위에서 말한 디지털 치매의 주요 증상과 반대로 하면 된다.

1. 직접 손으로 쓰고 입으로 외우면서 생각하기
2. 메일 주소나 짧은 문서는 직접 손으로 타이핑하는 습관들이기
3. 전화번호는 단축키 사용보다 손으로 직접 누르면서 걸기
4. 하루에 30분에서 1시간 정도의 걷는 운동하기

5. 편리함이 우리의 뇌를 망가뜨린다

특정한 전염에 의해 발병한 질병을 제외하곤 병의 원인은 일상생활 속에 있다.
그리고 그것은 당신의 생활 방식이 잘못되어 있다는 걸 의미한다.
- 후나하시 도시히코

이제는 AI의 시대

'소설 쓰는 알파고는 없었다.' 6월 27일치 〈한겨레〉 1면에 실린 기사 제목이다. 3월 말 일본에서 문학상 예심을 통과했다고 화제가 된 소설 쓰는 인공지능이 알고 보니 스스로 소설을 써낸 것은 아니었고, 인간이 짜놓은 틀 안에서 말이 되는 문장을 만들어낸 정도라는 얘기였다. 7월 2일자 〈한겨레〉 1면은 "자율주행차 첫 사망사고"라는 제목의 짧은 기사를 실었다. 미국 전기차 회사 테슬라의 모델S를 타고 '자율주행 모드'(오토파일럿)로 고속도로를 달리던 운전자가 앞에서 방향을 틀던 화물차에 충돌하여 사망했다는 소식이었다.

며칠 동안 우리는 두 가지 사실을 깨달았다. 첫째는 컴퓨터가 혼자서 글을 쓰는 것인가 했는데 그게 아니고 인간이 도움을 준 결과였다는 사실과 둘째는 자동차가 스스로 운전하는 줄 알았는데 여전히 인간이 지켜보고 개입해야 가능하다는 사실을 알게 되었다.

알아서 잘한다고 환호했던 기술이 알고 보니 그렇게 자율적이지 않더라는 것이다. 이때 우리는 기술 발전이 더뎌서 실망하거나, 인간이 할 일이 남아 있어서 안도하거나, 기술을 어디까지 믿어야 할지 몰라서 걱정한다.

미래에는 고도로 발달된 로봇들이 사회의 각종 시스템을 사람의 개입 없이 운영하게 될 것이 분명하다. 기술의 자율성은 빠르고, 편하고, 필연적인 것으로 인식된다. 우리는 그에 대해 협상하거나 논쟁하지 못하고 오직 적응할 수 있을 뿐이다. 역사학자이자 엔지니어인 데이비드 민델은 이를 "유토피아적 자율성"이라고 비판하였다. 자율주행차가 더 안전해지면 언젠가 인간의 운전이 금지될 수도 있다는 테슬라 창업자 일론 머스크의 말은 자율적 기술의 유토피아에서 인간의 자율성이 부여받을 하찮은 지위를 암시하고 있다.

편리함이 우리의 뇌를 망가뜨린다. 인공지능 로봇이 심지어 집안 청소까지 모두 해주고 설거지도 식기세척기가 해준다. 집안 어디에나 인공지능이 개입하지 않는 곳을 찾기가 드물다. 인간과 기술이 맺은 탁월한 통찰이 필요한 시대에 완벽하게 자율적인 인공지능이 인간을 대체하는 것이 아니라 양쪽이 서로의 불완전한 자율성을 보완해주며 협력하는 시스템을 개발한다 해도 문제는 인간과 인공지능이 같이 일하고 있을 때 일어나는 오류는 어떻게 막아내느냐 하는 것이다. 아무리 로봇이 모든 것을 다 해준다고 해도 우리 몸의 건강을 지켜주는 데 많은 부분을 차지하는 운동은 스스로 해야 되는 것이 아닐까? 글쓰기도 마찬가지다. 로봇이 일정 부분은 쓴다 해도 감정이입이 되는 부분에 대하여는 한계가 있을 테니까.

편리함. 무조건 좋다. 구석기 시대 이후 인간은 끝없이 편리함을 추구하여 왔다. 그러므로 신석기 혁명이나 청동기 혁명도 가능했다.

AI로부터 내 자리를 지키기 위하여

그런데 그 편리함이 이제 우리 건강에 칼을 들이밀고 있다. 움직임이 없으면 우리 몸은 즉시 퇴화되기 시작한다.

현대사의 격변기를 맞아 그토록 어려운 상황에서 현대라는 대기업을 세운 정주영 회장은 새벽 4시에 아침밥을 먹고 조깅으로 회사에 출근했다는 일화가 유명하다. 특이한 명언도 남겼다.

"이봐, 해봤어?"

주식 투자 등으로 세계적 갑부가 된 워런 버핏은 보통 사람들에 비해 5배가 넘는 독서량을 자랑한다. 또한 스타벅스를 창업한 하워드 슐츠는 매일 다른 사람과 점심식사를 하는 것으로 유명하다.

　이들의 공통점은 자신의 꿈을 이루기 위해 무언가를 실천하면서 움직였다는 것이다. 꿈은 누구나 꾸고 그 꿈이 이루어지기를 소원한다. 그러나 실천이 없는 꿈은 그냥 꿈으로만 남을 뿐이다. 그것이 성공한 사람과 평범한 사람의 차이다.

　기억력도 사용하지 않으면 퇴화하듯이 우리의 몸도 움직이지 않으면 근육량이 떨어져 걷기가 힘들게 된다. 인간의 기억은 뇌의 '해마'라는 영역에서 담당하는데 기억력을 사용하지 않으면 해마가 위축돼 기억의 용량이 줄어들 수 있다. 우리의 몸도 적당한 움직임과 운동을 필요로 한다. 디지털 기기에 대한 과도한 의존으로 우리의 뇌는 점점 기억을 잊어간다. 기억보다는 검색에 대한 의존이 지나칠수록 결국은 기억의 필요성이 줄어들고 검색의 편리성이 더해지면서 기억할 수 있는 내용조차 기억하지 않으려 한다. 모든 것을 디지털 기기에 저장하게 되는 것은 바람직하지 않다. 아직까지 디지털 기기 사용이 치매나 뇌 관련 병의 직접적인 원인이 된다는 의학적 보고는 없다. 하지만 이러한 현상이 발생된 지가 얼마 되지 않기 때문에 좀 더 많은 연구가 필요하다고 본다. 한 박자 느리게 사는 방식을 선택하는 것도 방법 중 한 가지다.

자주 쓰는 전화번호는 단축키를 사용하기보다는 직접 버튼을 눌러 통화하고 노트 필기와 메모의 양을 늘리고 내비게이션에 의존하기보다는 표지판을 보며 길을 찾는 것도 하나의 방법이 될 수 있다.

어느 날이던가? 급하게 처리해야 할 일이 생겨서 예전에 작성해둔 서류를 찾았다. 중요한 서류였으므로 아주 잘 보관해두었다. 정말 안전한 곳에. 지금 그 서류가 당장 필요했다. 그런데 중요해서 안전한 곳에 놓아둔 서류가 없어졌다. 정확히 말하면 그 안전한 곳이 도대체 어디인지 모르겠다. 울고 싶었다. 그러나 벌써 눈에서는 눈물이 두 뺨 위로 흐르고 있었다.

결국 서류는 찾지 못하였고 급했던 일은 뒤로 미루어졌다. 그나마 다행이다. 그날 저녁 영화를 관람했다. 슬프다고 소문난 영화를 찾아서. 몹시 울고 싶은 날이면 영화관에 간다. 영화 속의 슬픔에 감정을 이입하고 거기에 서비스로 내 설움까지 얹어서 실컷 운다. 하염없이 울고 눈두덩이 부어오른 것을 느끼며 나온다. 비록 눈물은 쏟았지만 마음은 개운하다. 긴장했던 마음과 분노와 슬픔도 모두 해소되었다. 진한 눈물을 흘리고 싶었던 탓이리라.

그 이후 나에게는 한 가지 습관이 생겼다. 메모를 하는 것이다. 이제는 더 이상 내 기억을 신뢰할 수 없게 되었다. 포스트잇에 중요한 내용들을 적어 보관 장소에 붙여준다. 스트레스도 받지 않고 물건이나 서류를 찾는 것도 훨씬 수월하다. 그러다 가끔씩 메모해둔 메모지를 어디에 두었는지 잊을 때가 있다. 그때도 하염없이 답답하다. 그럴 때마다 나는 속으로 되뇐다. '나도 치매가 아닐까?'

수년 전 민주주의와 인권을 지키기 위한 우리 국민의 투쟁을 그려 1000만 관객을 모은 영화가 있었다. 명품 배우 송강호 주연의 〈변호인〉이다. 픽션이 가미되었을 테지만 영화는 충분한 감동으로 우리들 가슴을 울렸다. 고 노무현 전 대통령을 모티브로 한 영화다. 노 전 대통령도 운동과 독서를 즐겼다. 대통령 재임 시절과 퇴임 후에는 독서한 이후 『드골의 리더십과 지도자론』 등을 비롯한 여러 권의 책을 추천하기도 하였다.

위에서 언급한 정주영 회장은 어린 시절 고전을 독파한 것으로도 유명하다.

우리의 뇌는 유아기 때 스펀지처럼 지식을 빨아들인다고 생각하지만 오히려 나이가 들어서도 뇌는 계속 활성화되어 정보를 빨아들인다는 연구가 최근에 나왔다.

편리함. 편리함이 있었기 때문에 세계는 그리고 우리는 다층적인 변화를 겪으며 진보되어 오고 앞으로 더 진보되어 나갈 것이다. 그러나 꼭 편리함이 완전 좋은 것만은 아니라는 것이 여러 가지로 증명되고 있다. 옛말에 넘치면 부족함만 못하다고 했다. 무엇이든지 적당하게가 필요하다. 요리 연구가가 훌륭한 조리법으로 뽑아낸 요리도 맛있지만 어머니가 넘치지 않는 적당한 양념을 적절히 넣은 요리가 입맛에도 맞고 감칠맛은 없지만 담백한 맛으로 더 맛난 맛이다. 역사에서도 우리가 진정 자랑할 만한 사실에 바탕한 우리의 경험을 매력적인 서사로 맛나게 만들어주고 싶다. 담백한 맛이 감동적이도록.

치매의 종류 3 : 알코올성 치매

알코올성 치매의 원인

장기간 지속된 과음이 알코올성 치매의 원인이다. 알코올 자체의 독성에 의해 치매가 발생하는 경우도 있고, 알코올 섭취로 인한 비타민 B1 결핍이 원인인 경우도 있다. 음주는 알코올성 치매뿐만 아니라 다른 대부분의 치매와도 관련이 있다.

알코올성 치매의 특징과 증상

알코올이 뇌에 다양한 영향을 주다 보니 치매도 다양하게 나타난다. 계획 세우고 일을 진행시키는 '집행 기능(executive function)'에 먼저 문제가 생기는 경우가 있으며, 다른 영역의 문제가 먼저 발생하는 경우도 있다.

비타민 결핍이 주원인인 경우 베르니케-코르사코프 증후군(Wernicke-Korsakoff syndrome)이라 불리는 특이한 양상을 보이기도 한다. 비타민 B1이 부족할 경우 뇌 세포 기능에 문제가 생기며 초기에 눈 움직임의 문제, 기억력 저하, 비틀거리는 걸음걸이가 나타난다. 이 시기는 베르니케 뇌병증(Wernicke's encephalopathy)이라 부르며, 집중적인 비타민 공급으로 증세가 호전될 수 있다. 만약 치료를 받지 못할 경우 코르사코프 증후군(Korsakoff syndrome)으로 진행하게 된다. 이 시기에는 다른 퇴행성 질환과 비슷한 치매 양상을 보이며, 주로 기억을 전혀 못하고 엉뚱한 말을 지어내는 작화증 등의 증상이 나타난다. 안타깝게도 이 시기는 치료를 해도 효과가 미미하다.

알코올성 치매의 치료

알코올성 치매의 경우 가장 중요한 치료는 금주다. 술을 끊으면 더 악화되는 것은 막을 수 있으나, 술을 끊지 못할 경우 뇌 기능이 점점 더 악화된다. 특히나 안주 없이 술만 먹는 음주 습관은 매우 해롭다. 베르니케 뇌병증으로 진단된 경우에는 집중적인 비타민 공급이 가장 중요한 치료다. 응급상황이며, 시기를 놓치면 사망할 수 있다. 다른 치매에 쓰이는 약들을 알코올성 치매에도 쓰긴 쓰나, 대부분 효과가 크지 않다.

출처 : 보건복지부 중앙치매센터 홈페이지
감수 : 고려대학교 의과대학 박건우 교수

6. 치매를 예방하는 뇌 건강 운동법

> 병의 원인을 찾아 치료하는 것보다, 병에 걸리지 않도록 사전에 예방하는 것이 좋다.
> - 스티븐 코비

진인사대천명

치매를 일으키는 가장 대표적인 것이 스트레스다. 미국 스트레스연구소 발표에 의하면 병원에 찾아오는 환자의 75~90%가 스트레스가 원인이 되어 병원을 찾는다고 한다. 스트레스를 어떻게 이겨낼 것인가? 무슨 일을 확대 해석하기보다는 패턴 분리 능력을 이용한다. 일 자체를 단순하게 생각하는 것이다. 2차 세계대전 당시 나치는 유태인 600만 명을 죽였다. 그 대표적인 악랄한 곳이 아우슈비츠 수용소. 그곳에 들어온 거의 대부분의 사람이 2~3개월 많으면 6개월 만에 죽어 나갔다. 빅터 프랭클은 짐승보다 못한 죽음의 수용소에서 3년을 살았다. 그리고 끝까지 살아남았다. 그는 스트레스를 어떻게 관리했을까?

"내가 행동하는 반응들은 대부분 외부 자극에 의해서 나타나지만 그
반응을 만들어 내는 선택의 자유는 내게 있다."

—빅터 프랭클—

프랭클은 말한다. "나치들이 나에게 욕을 하며 마구 때리는 순간에도
내 마음 속에서는 사랑하는 아내와 대화를 나누고 있었다."고 한다. 긍정
적인 마음을 먹어야 스트레스를 안 받는다는 것이다.

뇌는 우리의 생각이나 판단을 하고 운동과 감각 등을 담당하는 매우
중요한 기관이다. 뇌 건강을 지키기 위해서는 빠지지 않고 뇌를 골고루
매일 사용하는 것이 중요하다. 뇌 과학자들이 말하는 짧은 순간 스트레
스를 해소하는 방법이다. 숨을 10초 동안 5번 들이마신다. 2초를 쉰 다음
다시 5번 내쉰다. 성균관대 나덕렬 교수는 자신의 저서『뇌 미인』이란 책
에서 "인간으로서 해야 할 일을 다 하고 나서 하늘의 명을 기다린다."는
뜻의 한자성어 '진인사대천명'에 대하여 재미있게 풀이해놓았다.

진 진땀나게 운동하자
인 인정사정 볼 것 없이 담배는 끊자

사 사회적 활동을 많이 하자

대 대뇌 활동을 많이 하자

천 천박하게 술을 많이 먹지 말자

명 명석해지는 음식을 먹자

3고 고혈압, 고혈당, 고지혈증을 잘 관리하자

위와 같이만 하면 더 이상 뇌 운동에 대하여 설명하지 않아도 되리라고 본다. 그러나 아무리 좋은 말과 운동이라고 해도 실천이 우선이다. 실천하지 않으면 그림의 떡일 뿐이다.

뇌는 무엇을 위하여 만들어졌을까? 식물에게는 없는 뇌가 동물에게는 왜 있을까? 바로 움직임 때문이다. 식물은 스스로 움직일 수 없다. 하지만 동물은 움직이지 않으면 안 된다. 먹이를 찾을 때도 움직여야 한다. 가만히 있으면 누군가가 가져다주지 않기 때문이다. 멍게는 유충일 때는 뇌가 있다. 그러나 성충이 되어 바위에 붙어버리면 48시간 이내에 멍게 스스로 뇌를 삼켜버린다고 한다.

운동을 하면 혈액이 우리 몸의 구석구석까지 공급된다. 운동은 뇌를 맑게 해준다. 특히 뇌 건강을 증진시키는 데 꾸준한 유산소 운동이 가장 좋다. 하루 30분 이상 적어도 일주일에 3~4회는 걸어야 한다. 이때에 손을 많이 쓰게 되면 뇌 활동에 좋다. 뇌가 가장 좋아하는 것은 자극이다.

뇌 운동 즉 정신적인 운동(정신 자극, 활동, 인지 훈련)은 치매 예방에 도움이 된다고 하였다. 우리 뇌에는 20와트 정도의 전류가 흐른다고 한다. 뇌의 자극이 신경세포에 영향을 준다. 초행길을 가게 되면 지루하게 느껴지는 것이 돌아올 때는 금방 온 것 같은 느낌이 든다. 초행길일 때는 100개의 신경세포가 활성화되는 반면에 오는 길엔 하나만이 활성화가 된다. 똑같은 시간인데도 100개의 신경세포가 활성화되었을 때는 많이 본 것으로 뇌세포가 생각을 하므로 시간이 길게 느껴진다. 뇌가 가장 좋아하는 것이 새로운 자극이다. 새로운 일, 새로운 길, 새로운 것을 접할 때 뇌는 젊어진다. 지금부터라도 스마트폰에 저장된 단축번호를 누르지 말고 풀 전화번호를 누르고 내비게이션 대신 바쁘지 않을 때는 길을 찾는 방법을 쓰도록 해보자.

진시황의 꿈

중국 최초의 황제인 진시황은 불로불사를 꿈꾸면서 불로초를 찾으려고 수많은 사람들을 세상의 이쪽저쪽으로 파견하여 명약을 찾으려 했다. 기록에 의하면 우리나라와 일본에도 다녀갔다고 한다. 그런 진시황도 결국은 눈을 감았다. B.C. 210년 49세에 세상을 떠났다. 진시황이 세상을 뜬지 2,000년이 넘었음에도 '중국사에 가장 큰 영향을 미친 역사 인물'에 대하여 설문조사를 하면 거의 1위와 2위를 진시황과 마오쩌둥이 다툰다. 마오쩌둥은 오늘날의 사회주의 중국을 만들었고 진시황은 중국 그 자체를 만들었다고 할 수 있기 때문이다. 여러 나라로 흩어져 있던 중국을 하나의 거대한 제국으로 통일하지 않았다면 중국도 유럽처럼 여러 나라로 나뉜 채로 발전해왔을 것이다. 그랬다면 중국 역사뿐만 아니라 세계사에도 영향을 미쳐 지금과는 많이 다른 모습을 하고 있을 것이기 때문이다.

그러나 그 불로초는 먼 곳에 있는 것이 아니고 우리의 뇌에 있다. 진시황이 이걸 알았더라면 적어도 불사는 아니어도 불로의 꿈은 어느 정도 이루어 장수했을 텐데. 진시황의 입장에서는 아쉽다. 뇌는 우리의 신체적 정신적 기능을 조절하는 중앙 조절 통제 기능을 한다. 뇌를 건강하게 유지하는 길이 장수의 지름길이다.

뇌 질환의 특징은 증상이 나타나기 훨씬 이전부터 뇌가 망가지기 시작한다는 점이다. 빠르게는 20대 후반부터지만 대부분 30~40대부터 퇴화하기 시작해서 70~80대에 증상이 나타나는 것으로 알려져 있다. 뇌에 관하여 일찍부터 관심을 가지고 치료와 관리를 하는 등 노력할 때 치매 발병을 최대한으로 늦출 수 있다. 70대가 20대의 뇌처럼 건강한 사람이 있는 반면 20대가 70대의 뇌를 가진 사람도 있다. 중요한 것은 뇌를 어떻게 관리하느냐에 따라 달라진다. 뇌는 나이에 상관없이 끝임 없이 변한다. 각 개인의 노력에 의하여 얼마든지 젊어질 수 있다. "스스로 나이 탓만 하지 않는다면 뇌는 늙지도 퇴보하지도 않는다."라고 노스캐롤라이나 주립대 보고서는 밝히고 있다.

뇌는 불로장생의 비밀을 간직한 소우주라 한다. 치매 중 가장 대표적인 알츠하이머 치매는 독성 베타아밀로이드라는 단백질이 세포 사이 하나하나에 끼어 쌓이면서 신경회로망을 망가뜨려 생기는 것이다. 뇌를 발달시키는 길은 항상 뇌를 사용하고 도전하는 데 있다. 우리가 운동을 하면 뇌를 발달시키는 것이다.

경로당에 나가서 보건 교육을 할 때 어르신들께 운동의 중요성에 대하여 이야기하면 어르신들은 하루 종일 일을 하니까 따로 운동할 필요가 없다고 스스로 판단한다. 옳을 수도 아닐 수도 있다. 노동을 하면서도 즐겁게 하면 그것은 운동이다. 그러나 지겹게 생각하거나 짜증내며 하면 그것은 운동이 아니다. 치매에 가장 좋은 것은 운동이다. 그중에서도 유산소 운동을 권장한다. 하루 30분~1시간 이상 꾸준히 하는 것이 중요하다. 지적 활동을 꾸준히 하면 치매 증상이 나타나지 않는다고 한다. 남을 탓하지 않고 자기 성찰을 많이 한다. 어느 학자가 말했다. 가만히 있기보다는 TV를 보고 TV보다는 라디오를 듣고 라디오보다는 신문을 보고 신문보다는 책을 읽고 그러다가 자신이 좋아하는 창작 활동을 하면 금상첨화다.

치매 예방에 도움이 되는 뇌 운동은 언제 시행하는가가 중요하다. 인지 기능이 정상이거나 경도인지장애인 경우에는 뇌 운동이 치매 예방 효과가 있지만 치매로 진행된 경우에는 효과가 적거나 오히려 악화를 유발할 수도 있기 때문이다. 또한 개인에 맞는 훈련 및 자극을 결정해야 호전이 있을 수 있다. 초등학생에게 대학생 과정을 가르치면 공부에 흥미를 잃고 좌절할 수 있고, 대학생에게 초등학교 과정만을 계속 반복하면 식상해하고 집중력이 떨어지면서 역시 흥미 상실 및 좌절감을 느낄 수 있기 때문이다.

결론적으로 뇌 운동은 획일적으로 하기보다는 시기와 개인 맞춤을 고려하여 전문가와 상의 후에 결정하는 게 바람직하다. 그럴 수 없을 경우에는 그냥 걷기만 해도 운동이 된다. 관절이 안 좋은 어르신에게 러닝머신 위에서 뛰게 하면 절대로 안 된다.

7. 몸을 움직이면 건강이 보인다

아무리 재물이 귀하다 하더라도, 우리의 생명보다 무거울 수 없다.
- 만수단서

끝없는 의지로

백세 시대를 맞아 장수하는 것보다 더 중요한 것이 건강하게 오래 사는 것이다. 장수하는 어르신들을 보면 대부분 가만히 앉아 있기를 힘들어 한다. 쉬지 않고 꼼지락 꼼지락 몸을 움직인다. 우리가 생각할 때는 귀찮을 만도 할 텐데 본인들은 가만히 있으면 아프다고 한다.

몸을 움직이면 건강이 보인다. 뇌도 깨어난다. 왜냐하면 뇌와 몸은 연결이 되어 있기 때문이다. 동작과 호흡과 의식이 함께하는 몸의 움직임이 뇌로 가는 것이다. 뇌가 우리 몸을 변화시킨다고 했는데 이제는 우리 몸이 뇌를 변화시킨다는 학설도 나오고 있다.

새끼와 약지가 붙어 태어난 아기에게 새끼손가락을 움직이게 하는 뇌는 없다. 그런데 수술을 해서 새끼와 약지를 갈라놓고 꾸준히 움직였더니 이것을 움직이게 하는 신경세포가 생겨났다.

어느 치과의사가 한쪽 뇌가 망가져서 오른손을 쓸 수 없게 되었다. 병원에 갔더니 "당신은 평생 치과의사 활동을 못한다."고 의사가 말했다. 치과의사는 노력 끝에 원리를 알아냈다. 그리고 피나는 노력으로 손을 움직였더니 6개월 뒤에 원래대로 정상으로 돌아왔다. 재활 운동의 중요한 예다.

L 어르신은 60대 초반인 젊은 나이에 골절로 병원에 3개월 동안 입원해 있었다. 물론 침대에서 움직이지 않고서였다. 움직이지 않으면 근육량이 적어진다. 누워서 움직이지 않고 쓰지 않는 근육은 퇴화한다. 꼼짝하지 않고 누워 있으면 근육이 위축되고 심장 근육도 위축된다. 호흡 근육도 위축되어 면역력이 떨어지게 된다.

퇴원 이후 병원에서 재활 치료를 권하였다. 재활 치료를 꼭 해야 하는데 여러 가지 집안 사정으로 그냥 집으로 왔다. 주위에서 끊임없이 재활 치료를 권했으나 듣지 않았다. 밥이며 빨래 집안일은 물론 농사일까지 모두를 남편이 했다. 남편은 아무리 어려워도 부인을 요양원에는 보내지 않겠다고 했다. 어느 날 두 사람 모두에게 우울증이 왔다. 지금은 남편은 세상을 떠났고 부인은 요양원에 갔다.

뇌 과학에서 보는 가벼운 스트레스는 긴장감과 활력을 주기도 한다. 그러나 심한 스트레스에는 뇌가 생존의 위협을 느낀다. 쌓이는 스트레스를 해소하려면 움직여야 한다. 질병을 이기는 힘인 면역력에도 움직임이 도움이 된다. 가만히 앉아 있으면 답답함만 더 쌓이고 문제 해결도 원활히 되지 않는다. 현대인을 구석기인에 비유하여 호모사피엔스가 넥타이를 매고 다닌다고 표현하는 사람도 있다.

오랫동안 운동을 하지 않았더라도 너무 늦은 것은 아니다. 60, 70, 80, 90에 운동을 하더라도 기억력, 주의력, 의사결정력, 인지 능력을 돕는 뇌 기능과 구조에 효과가 높았다. 보고 듣고 생각하는 인간 생명의 중추 뇌. 우리의 뇌는 지금 이 순간에도 늙어가고 있다. 그러나 꾸준한 운동과 건강한 뇌의 활용을 통하여 노화를 늦추거나 멈출 수 있다.

2019년 2자리에서 3자리 숫자로 100세의 나이에 진입한 김형석 교수는 "내가 인생을 살아보니 인생의 황금기는 60~75세 사이다."라고 했다. 그리고 "남자들은 60이 되기 전에는 철이 안 들더라."라고 했다. 이 땅의 어머니들은 철없는 아이 하나를 더 데리고 살아온 것이다. 거기다가 이제 백세 시대는 남의 이야기가 아니다. 바로 우리 이야기이다. 지금까지 인류는 백세 시대를 겪어보지 못했다. 앞으로 어떤 일들이 닥칠지 아무도 모른다. 그저 추론만 할 뿐이다. 현대 의학도 80세 이상에 대한 연구 결과는 별로 없다. 65세에서 75세까지 각종 연구 결과들이 있을 뿐이다.

80세 90세 백세의 연구 결과는 별로 없는데 해마다 노인 인구는 늘고 있다. 베이비붐 세대가 노인이 될 즈음에는 전체 인구의 40%가 노인 인구가 된다.

어떤 이는 나는 굵고 짧게 살겠다고 한다. 그러나 그건 개인의 소망일 뿐 그럴 수 없다. 요즘은 죽고 싶어도 못 죽는다. 현대 의학이 죽도록 그냥 내버려두지 않는다. 수명을 계속 늘려준다. 앞에서도 언급한 바와 같이 문제는 건강한 수명의 연장이다. 침상에 누워 있으면서 또는 휠체어에 몸을 의지하면서 그저 수명만 연장한다면 행복한 삶의 의미가 없다. 현대 의학이 수명 연장만 했을 뿐 건강하게 살 수 있는 길을 열어주지는 못했다. 병을 지닌 채 비실비실 살아가도록 그야말로 생명 연장만 해놓은 것이다. 실로 안타깝다. 지금 우리도 두 발로 걸어 다닌다고 건강하다고 안심할 수 없다. 이미 40대임에도 성인병을 가지고 있는 젊은이들도 생각보다 많이 있다. 앞으로의 20년 30년 후를 생각해보자. 이미 성인병은 과거보다 많이 늘었다. 평균 수명은 90세를 바라보는데 건강 수명은 65세밖에 안 된다.

기대 수명과 건강 수명의 격차를 벌려놓은 가장 큰 요인을 술과 담배를 물리치고 잘못된 식습관이 차지했다. 미래는 노인이 노인을 공양해야 할 수도 있다. 내 몸도 간수하기 힘든데 내가 지금 건강하게 사는 것이 나의 행복뿐만 아니라 나의 자녀와 우리 가족을 위한 것이다. 어쨌든 이것은 먼 나라 얘기가 아니고 우리 현실이다. 나이가 듦으로 흰머리가 생기고 주름이 지는 것은 노화지만 배가 나오고 허벅지가 가늘어지는 것은 퇴화다. 검은콩과 몸에 좋은 음식을 먹는다고 노화를 오지 못하게 막을 수는 없다. 그러나 퇴화는 우리의 노력으로 바꿀 수 있다. 내장지방이 없어야 건강하다. 내장지방의 주요 원인은 탄수화물이다. 바로바로 써야 하는데 쓰지 않고 그대로 두면 쌓이는 것이다. 움직여야 한다. 에너지원으로 쓰는 탄수화물과 지방을 그냥 두고 계속 채우기만 하면 그대로 쌓이기만 한다. 움직이지는 않고 계속 먹고 TV를 보고 지치면 스마트폰으로 손이 간다. 그저 열심히 손가락 운동만 할 뿐이다. 그렇게 되면 우리 몸속의 지방은 계속 쌓이게 되고 그러므로 성인병이 오고 지방대사가 퇴화되는 현상이 온다. 움직이지 않으면 탄수화물이 과잉이 되어 적게 먹으면 당이 떨어져서 기운이 없어진다. 많이 먹어서 살이 찌는 것이 아니라 움직이지 않아서 살이 찌는 것이다. 먹는 양은 많아지고 활동량은 적어지므로 지방이 쌓인다. 적게 먹으면 근육량이 빠진다.

동화 속 우유를 치즈로 만든 개구리처럼

올바른 식습관은 어떻게 해야 할까? 먼저 밥을 지금까지 1공기 먹었다면 반 공기로 줄여보자. 그리고 나쁜 탄수화물의 양을 줄여야 한다. 나쁜 탄수화물이란 혈당을 빨리 높여주는 음식이다. 예를 들면 가공한 흰 밀가루와 설탕이다. 설탕이 많이 들어 있는 빵이나 양념이 많이 들어가는 떡볶이와 튀긴 라면이다. 그렇다면 좋은 탄수화물은 무엇일까? 밥과 채소다. 채소와 과일을 동격으로 치면 안 된다. 분리시켜야 한다. 채소는 맘껏 먹어도 되지만 과일은 당뇨가 있거나 당뇨 전 단계인 사람은 적게 먹어야 한다. 과일을 많이 먹어도 상관없는 사람은 건강한 사람일 경우다.

먹으면 무조건 움직여야 한다. 움직일 때 그냥 천천히 걷는 것은 운동이 아니다. 약간 숨이 차야 한다. 계단을 오르는 것도 좋고 빠른 걸음으로 걷는 것도 좋다. 많이 걷지 않아도 30분 정도만 걸어도 좋다. 혈당의 측정 기준은 공복과 식후 2시간이다. 그러나 식후 1시간 혈당이 145 이상 넘었다면 당뇨 환자가 될 위험이 그렇지 않은 사람에 비해 3배가 높다는 연구 결과가 있다. 운동은 반드시 규칙적이어야 한다. 피치 못할 일이 있어 오늘 운동을 못 했으면 반드시 내일은 해야 한다. 그렇지 않을 경우 어제 한 운동의 효과가 없어진다. 탄수화물은 지갑 속 현금, 지방은 은행 예금과 비교한다.

민족사관 고등학교에서는 눈이 오나 비가 오나 아침 6시 30분이면 약 30분가량 운동을 시킨다. 운동을 함으로써 학생들이 아침 식사를 하게 되고 또 규칙적인 생활이 몸에 배게 된다는 것이다 학업 효율성도 높다고 한다. 학생의 말을 들어보면 운동을 하고 수업에 들어가면 뇌가 제대로 돌아간다는 느낌을 받는다고 한다. 마지막 시간에 운동을 하니까 수업 준비를 제대로 못했다고 한다. 뇌를 건강하게 만들기 위해 스스로 노력하는 것이 중요하다. 중요한 것은 실천력의 여부이다. 비교적 손쉬운 방법이나 매일 할 수 있는 방법을 택하여 실천하는 것이다. 어떻게 하면 좋은 혈액을 뇌에 풍성하게 전달하는가이다. 운동은 뇌에 좋은 혈액을 공급하도록 해준다. 근육은 그냥 붙지 않는다. 운동해야 한다. 마블링이 낀 근육은 좋지 않은 근육이다.

"You are what you eat. 당신이 먹는 음식 그것이 바로 당신이다." 영어권 속담이다.

치매의 종류 4 : 초로기 치매 ①

원인 질환에 상관없이 치매가 65세 이전에 발병한 것을 '초로기 치매'라고 한다. 건강보험심사평가원 자료에 따르면 65세 미만의 치매 환자는 점차 늘어나고 있으며, 2015년에는 전체 치매 환자 중 초로기 치매가 15% 가량을 차지한다고 한다. 통상적으로 노년기 알츠하이머 치매의 생존기간은 진단 후 평균 10년이지만 초로기 치매는 평균 6년의 생존 기간을 보인다.

초로기 치매의 특징

초로기 치매의 가장 흔한 원인 질환은 노년기 치매와 마찬가지로 알츠하이머 치매이고, 원인의 1/3 가량을 차지한다. 전두측두엽 치매와 같이 노년기 치매에서는 발병 빈도가 낮은 치매가 초로기 치매에서는 높은 비율로 나타나고 있다.

초로기 치매의 경우 인지 기능 및 일상생활 수행 능력의 저하가 생산적 활동이 가능한 연령대에 나타남에 따라 환자는 경력이 단절되고, 피부양자들은 이로 인한 경제적 어려움에 처하게 될 가능성이 높다. 또한 피부양자가 생산적 활동을 포기하고 환자를 간병해야 하는 상황도 발생하여 초로기 치매는 환자와 피부양자의 향후 삶에 미치는 영향이 노년기 치매보다 광범위하게 나타난다. 또한 노년기 치매에 비해 초로기 치매에 대한 사회적인 안전망이 미비하다는 점에서 환자와 보호자가 경험하는 스트레스와 좌절감이 더 클 수 있다.

초로기 치매의 치료

초로기 치매는 다양한 평가를 통해 조기에 치료가 가능한 원인을 감별하고 치료를 시행하는 것이 중요하다. 비타민 B12, 엽산 결핍과 갑상선 저하와 같은 대사성 질환과 정상압 수두증, 우울증으로 인한 인지 저하는 조기에 치료가 가능한 대표적인 원인 질환이다. 비가역적인 원인으로 인한 치매는 그에 부합하는 약물, 비약물적 치료를 시행해야 한다.

출처 : 보건복지부 중앙치매센터 홈페이지.
중앙치매센터. (2018). 치매 소양심화공통교육 교재.

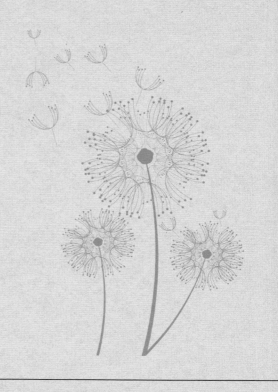

4장 치매를 이기는 생활 습관

1. 치매는 유전이 아니다

> 우리의 건강은 결국 우리의 몸 안에 어떤 것을 넣느냐에 달려 있다.
> — 몽테뉴

기후 악당들에게 최후통첩을 보낸 16살 스웨덴 소녀 그레타 툰베리

최근 들어 계획을 수립하여 실행함으로 문제가 해소되는 일들을 보기가 드물어졌다. 특히 환경 문제와 치매가 그렇다. 우리 힘으로 감당하기 어려운 미세먼지를 보면서는 지구도 세월을 더하면서 노화가 시작되는 것일까 하는 의구심도 든다. 그렇다면 지구는 벌써 사망했어야 한다. 환경은 우리가 보존하고 가꾸면서 지켜가는 것이기 때문이다.

2019년 9월. 16살 스웨덴 소녀 그레타 툰베리가 배를 타고 와서 미국 땅을 밟았다. 이 소녀가 한 유엔연설에서의 외침에 전 세계가 깨어나고 있다. 툰베리는 탄소 배출 없는 배를 타고 미국 뉴욕 유엔본부에 가서 세계 지도자들에게 다그쳤다. "우리는 집단 멸종의 기로에 서 있는데, 여러분은 오직 돈과 영구적인 경제 성장에 관한 동화 같은 이야기만 늘어놓고 있습니다. 어떻게 감히 그럴 수 있습니까."

기후 위기는 전 세계인이 걱정하는 세대 문제다. 과학자들이 예측하는 종말론적인 시나리오가 만약에 닥친다면 아마 지금의 위정자들은 대부분 죽음 이후일 것이다. 트럼프와 시진핑 아베가 남긴 지구에서 나도 살고 내 자녀도 살고 툰베리도 살 것이다.

"모든 미래 세대의 눈이 여러분을 바라보고 있습니다." 툰베리는 지구라는 별의 안보를 위협하는 '기후 악당'들에게 최후통첩을 보냈다. 참으로 멋지다.

나이를 먹는다는 것은 단순히 세월을 흘려보내는 것이 아니라 역사를 쌓아올리는 것이다. 바로 나의 역사이면서 당신의 역사가 되는 우리 인생에는 결코 나쁜 일만 존재하는 것이 아니다. 좋은 일이 훨씬 더 많지만 우리 기억에는 즐겁고 행복했던 순간보다 힘들고 고통스러웠던 기억이 더 명료하게 남는다. 내가 원하든 원치 않든 시간은 간다. 그렇게 쌓여가는 날들을 긍정적으로 생각하고 나 자신을 아끼고 사랑하다 보면 어느새 성장하고 축복된 삶이 곧 내 삶이 될 것이다.

그러기 위하여 더 열심히 운동하고 생활 습관을 바꾸면서 중심을 잘 잡아 나이를 먹음에 따라 나타나는 여러 가지 질환들을 예방해야 한다.

치매의 70%를 차지하는 알츠하이머는 원발성이 95%, 가족성이 5% 정도다. 원론적인 이야기지만 잘 먹고 잘 움직이고 잘 자는 것이 최고의 건강법이다.

치매에 대한 관심이 하늘을 찌를 태세다. 여기를 가도 저기를 가도 치매를 이야기한다. 60세 이상의 어르신들이 가장 두려워하는 병이 바로 치매다. 조금만 기억을 깜빡해도 치매를 생각하게 되고 40~50대의 입에서도 치매란 단어가 스스럼없이 나온다. 때로는 젊은이가 치매를 걱정하며 방문하는 경우도 있다.

치매는 앞에서 말한 것처럼 5% 정도만이 가족성을 가지고 있다. 뇌의 퇴화로 생기는 병이 치매지만 뇌의 퇴화는 생활 습관의 잘못에서 시작된다. 우리가 올바른 생활 습관을 가진다면 뇌의 퇴화를 막을 수 있다는 것이다.

그레타 툰베리는 완전 채식주의자다. 그녀는 회의적이었던 자신의 부모에게도 채식을 강요했다.

"그들이 죄책감 들게 만들었어요. … 당신들이 우리의 미래를 훔쳐가고 있고 그런 생활 양식을 유지하는 한 인권을 지지할 수 없다고 계속 말했어요."

툰베리는 그들에게 비행기를 타지 말라고 했고 전기자동차로 바꾸라고 했다. 기업가들과 정치가들에게 변화를 요구하기 전에 자신 가족의 생활 습관부터 고친 것이다. 비행기와 자동차는 석탄연료를 태우니까 나쁘다. 그렇다면 해외여행을 즐기는 이들은 어떻게 세계로 나가야 할까?

위닝북스의 대표이자 작가인 권마담은 『나는 100만 원으로 크루즈 여행 간다』는 책을 출판했다. 이 책에서 권마담은 자신의 크루즈 여행 경험을 자세하고도 폭넓은 구성으로 쓸모 있는 팁을 잘 녹여내어 제공해주었다. 실제로 권마담의 일상은 매우 바쁘다. 그럼에도 불구하고 자신의 가족과 함께 2박 3일이나 3박 4일로 짧은 크루즈 여행을 자주 간다. 일상에서 쌓이는 스트레스를 힐링하는 것이 목적인데 너무 좋다고 한다.

사람과의 관계는 삶을 지지하고 힐링을 주는 반면 한편으로는 번거롭기도 하다. 요즘은 휴대전화나 이메일 등으로 소통하는 사람이 많다. 현대인의 생활 특성상 어쩔 수 없는 경우도 있다. 그러나 직접 만나 인간 대 인간으로 대화하면 오히려 내 자신이 위로를 받거나 격려가 되기도 한다. 시간을 투자하여 만나는 수고로움과 번거로움이 있지만 뇌에게 생각하면서 판단하는 일을 제공해준다는 의미에서 직접적인 소통은 힘들지만 뇌에는 좋은 영향을 준다.

텔레비전 시청 시간이 긴 노인일수록 인지 기능이 낮으며 알츠하이머 치매가 될 위험이 커진다는 연구 결과가 있다. 텔레비전도 스마트폰도 꼭 필요할 때 적당히 사용하는 것이 현명한 방법이다. 전문가들은 하루 한 시간 정도 사용하면 큰 문제가 되지 않는다고 한다.

무엇이든 지적 활동이 될 수 있다

뇌에는 많은 신경세포가 분포되어 있다. 이 신경세포를 통하여 사물을 생각하거나 몸을 움직인다. 신경세포는 오직 포도당만을 에너지로 이용한다. 그러므로 밥이나 빵 같은 주식을 제대로 제때에 섭취해야 정상적인 활동에 지장이 없고 건강에도 좋다. 하루 세끼 균형 잡힌 식사를 하고 일찍 자고 일찍 일어나는 양질의 수면 시간을 확보하여야 한다. 나이를 더할수록 뇌를 성장시켜야 한다. '아니 나이가 들면 뇌가 퇴화되는데 무슨 수로 뇌를 성장시키라고 하는가?' 묻는다면 앞에서 수없이 설명했듯이 지적인 활동과 운동이 뇌를 발달시킨다. 나이를 먹어 할 수 없다는 것은 핑계다. 핑계와 잘못된 만남으로 성공한 사람은 바로 가수 김건모다.

지적 활동이라고 꼭 공부를 해야 하는 것이 아니다. 나에게 맞는 취미 활동을 선택하여 하면 된다. 예를 들어 그림 그리기를 선택했다고 하자. 그림을 그리는 행동 자체가 여러 가지 구도나 구상을 하고 채색을 하는 것이 뇌 기능에 전반적으로 좋은 영향을 미친다. 특히 전두엽이나 뇌 망상계라든지 후두엽 두정부에 고르게 영향을 미친다고 볼 수 있다.

최근 일본에서는 노인들의 뇌 질환 예방과 치료를 위하여 그림 그리기가 적극적으로 활용되고 있다. 일명 어른들의 색칠공부다. 유명한 그림의 원본을 자세히 관찰한 후 그대로 옮겨서 색칠하는 것이다. 언뜻 보기에는 단순해 보이는 작업이지만 수업에 참가한 노인들은 손을 움직이고 색칠하는 과정을 통해 뇌의 건강을 되찾을 수 있다고 믿는다고 한다. 일본 노인들 사이에게 크게 인기가 있는 색칠공부의 효과는 과연 어느 정도일까?

일본 도쿄의 교린대학교 '고가 요시히코' 교수는 자신의 저서에서 색칠공부가 뇌의 전체를 자극하는 데 효과적이라고 주장한다. 뇌 전체를 균형 있게 움직이게 한다는 것이다. 뇌의 색칠공부는 보고 기억하고 구조를 생각하여 어떻게 그릴지 아이디어를 내서 이렇게 그려보자는 의욕을 끌어올린다고 한다. 그리고 실제 손을 움직이는 과정을 거치게 된다. 색칠공부가 뇌 전체를 사용한다는 것이다. 비교적 간단한 방법으로 뇌를 활성화할 수 있다는 얘기다.

뇌는 대부분 혈관 신경망으로 이루어진 네트워크 같은 약 1,000억 개의 세포를 가진 혈관 덩어리이다. 뇌 혈류량이 많아지면 뇌에 좋은 영향을 미친다. 중요한 것은 뇌에 어떻게 하면 좋은 혈액을 풍부하게 많이 전달하느냐이다. 베타아밀로이드는 신경노화의 주원인 물질로 뇌에 쌓이면 신경연결망이 제대로 작동하지 못하게 한다.

고혈압, 당뇨가 없어야 되는 것이 기본이듯이 운동은 뇌혈류를 증가시키는데 가장 필수적인 인간행동이다. 운동을 하지 않는 사람에서는 나이가 듦에 따라서 스스로 퇴화되는 그 부분이 좀 더 두드러지게 운동을 한 사람에 비교해서 많이 위축되어 있었다. 그래서 스스로 시간이 지나면서 뇌세포의 자멸이 오게 되겠지만 그것을 막는 방법으로는 꾸준한 운동 특히 유산소 운동 그리고 정신 활동 그런 것을 함으로써 뇌가 퇴화되는 시기나 정도를 늦추는 효과가 있다.

두 그루의 나무 중에서 햇빛과 거름 등을 통해서 영양분을 충분히 섭취한 나무는 튼튼하고 풍성하게 자란 반면 그렇지 못한 나무는 시들시들해졌다.

치매는 유전이 아니다

툰베리는 왜 채식을 강요할까? 모두에게 채식을 강요할 수는 없다. 특히 노인은 양질의 단백질을 섭취해야 한다. 그러나 공장식의 밀집형 가축 사육 시설과 같은 환경 파괴의 원인이 되는 축사를 지양하자는 것이다. 과학자들은 한목소리를 낸다. 풀을 고기로 만드는 것은 석탄을 에너지로 만드는 것과 같이 많은 탄소를 배출한다. 가축, 특히 소가 배출하는 메탄가스 때문이다. 유럽여행 때 오스트리아의 넓은 초원 위에 소가 어디에 있는지 보이지도 않을 만큼 넓은 초원이 부러웠다. 메탄가스는 20

년 동안 이산화탄소의 84배에 이르는 열을 가둔다. 유엔식량농업기구는 현재 탄소 배출량의 14.5%는 축산업에서 나온다고 한다. 모든 교통수단에서 발생하는 양을 더한 것보다도 더 많은 수치다.

이 모두를 실천하면서 몸도 마음도 안정된 상태로 치매 없는 건강하고 아름다운 인생을 가꾸기를 간절히 바라는 마음이다.

사람들은 노후를 걱정한다. 그러나 최고의 노후 대비는 병 없이 건강하게 사는 것이다.

2. 작은 습관부터 고쳐라

도덕적으로 건강하게 산다면, 기도 없이도 복이 가까이 있으며
애써 오래살길 원치 않아도 장수하게 된다.
- 손사막

잃어버린 것에 대하여

나이가 들면 젊었을 때보다 사람들을 만나는 횟수가 줄고, 몸을 움직이는 활동도 줄게 되는 걸 대부분의 어르신들은 당연히 여긴다. 그러나 이런 마음가짐이 오히려 치매의 위험성을 높인다니 앞으로는 나이에 상관없이 '적극적인 신체 활동(Physically Active)', '적극적인 사회 활동(Socially Active)'을 유지하는 것이 치매 예방의 중요한 왕도 중 하나가 되겠다.'

통계청은 또 이번에 발표한 '2017~2067년 장래인구특별추계'와 함께 정년 5세 연장을 가정한 분석 결과도 내놓았다. 이 조사에 따르면 법정 정년을 지금의 60세에서 65세로 연장하면 노인부양비를 최소한 9년 정

도 더 늦출 수 있다는 분석이다.

올해 우리나라 노인부양비가 20.4명이나 5년 연장할 경우 당장 13.1명으로 줄어들게 된다고 했다. 노인부양비는 생산연령 인구 100명당 고령인구의 비율로 고령사회를 나타내는 지수다. 올해 경우 생산연령인구 100명이 65세 이상 고령인구 20.4명을 부양해야 한다는 뜻이다.

나이가 듦에 따라 새로운 것보다는 과거의 잃어버린 것에 대하여 더 정이 가고 그리워진다. 지난 청춘의 끝 무렵 내가 얼마나 예뻤던가에(오해하지 마시라. 이 기준은 지금에 비하여이다.) 대한 기억이 생생한데 방금 전에 냉장고 안에 무엇을 넣어두었는지에 대한 기억은 없다.

이 증상들은 나이 50을 막 넘으면서 더 심해졌다.

그동안 살아오면서 인생에서 잃었던 것과 잊고 있었던 것이 무엇인지 이제는 구분이 필요하다고 생각했다. 나름의 회한 비슷한 것이 가슴에 차올랐다. 나뿐만이 아닌 누구나 나이가 들면 이루지 못한 일과 못 가 본 길에 대한 아쉬움이 남는 것은 모두의 해당사항이 아닐까? 일상을 영위해오기 위하여 마치 식혜를 만들 때 가라앉혀놓는 엿기름물처럼 그것을 마음 밑바닥에 가라앉혀놓고 뒤돌아보지 않고 살았기 때문일 거다. 아마도.

그래서다. 작은 습관이 무섭게 느껴진다. 작은 습관부터 고쳐야 하겠다는 생각이 든다. 아침에 눈을 뜨면 금방 일어나지 못하고 이불 속에서 옆으로 또 다른 옆으로 이제는 중앙으로를 반복하며 30분을 그냥 보내버린다.

잠이 오지 않는 밤이면 가슴 밑바닥에서 과거의 숱한 기억들이 맑은 하늘의 하얀 구름처럼 뭉게뭉게 피어오른다. 끝내는 손대지 말아야 할 스마트폰을 터치하기에 이른다. '차라리 잠이 오지 않으면 책을 보면 좋을 텐데.'라고 생각은 하지만 손이 말을 듣지 않는다. 그래서 영 마음에 들지 않는다.

1600년대에 살았던 종교계로부터 배척당했던 스피노자의 철학 『에티카』를 억지로 펼쳤다. 리뷰는 스피노자의 철학이 21세기 들어 어째서 힘을 갖는가를 설명해주었다.

"행복은 이해로부터 시작된다. 기쁨에서 생기는 욕망이 분노에서 생기는 욕망보다 크다. 진정한 사랑과 소유욕은 별개이다. 소유욕은 자기애일 뿐이다. 이해한다는 것은 동의한다는 것, 용서한다는 것."

공포의 정서와 예속의 상태에 익숙한 시대에 스피노자는 이러한 긍정과 자유의 철학을 생각하고 있었다. 그것은 위험한 일이었다. 때로 그 위험은 스피노자에 대한 살해 기도로 찾아오기도 했고, 이루 헤아릴 수 없는 비난과 증오로 밀려오기도 했다. 익명으로 펴낸 『신학정치론』은 그에게 큰 위협으로 돌아왔으며 주저『에티카』는 생전에 출판할 수조차 없었다. 그러나 오늘날 스피노자는 "철학자들의 그리스도"(들뢰즈의 표현)라고 불린다. 우리가 사회적 제도를 통해서뿐만 아니라, 자기 내면에서 스스로 억압과 공포와 부정의 구조를 작동시키면서 예속의 나락으로 굴러떨어질 때마다 철학자들은 스피노자의 책들을 다시 펼쳐 든다.

— 네이버 지식백과, "스피노자(Baruch de Spinoza) — 「예속에 맞선 자유의 철학」(『생활 속의 철학』, 서동욱

나는 그의 철학에 동의하지 않는다. 그가 말한 "자연이 신이다."는 에니머즘을 일컫는 것은 아니라고 생각한다.

작은 습관을 얘기하다가 너무 나왔다는 생각이 든다. 작은 습관부터 고쳐야 한다. 그런데 이 작은 습관을 고치는 것도 쉬운 일이 아니다. 옛말을 빌리면 "세살 버릇 여든까지 간다."고 하지 않나.

우리 몸과 마음이 퇴화하지 않게 하려면 이 버르장머리를 깨야 한다. 양식 있는 국민들이 목소리를 높여 민주주의를 쟁취했듯이.

무심히 지나쳐버린 작은 습관

내 지인에게 아들이 있다. 이 아이를 가졌을 때 용꿈을 꾸었다고 한다. 하늘에서 금빛 찬란한 용이 지인의 품속으로 쏘옥 들어와 안겼다는 것이다. 그래서 그 아들이 못해도 국회의원은 되지 않을까 생각했다고 한다.

그런데 지인의 아들에게는 대학생이 된 지금까지 세 살 적 버릇을 못 고치는 것이 있다. 바로 엄지손가락 빨기이다. 지인은 아이가 어렸을 때 그 버릇을 고쳐보려고 부단히 노력했다. 손가락에 붕대를 감아 놓았더니 손을 못 빨았다. 이제는 버릇을 고쳤다고 생각했는데 맞벌이다 보니 주간에 시댁에 아이를 맡기는 것이 문제가 되었다. 손을 빠는 것이 좋지 않다는 것을 아는 시어른들이지만 귀엽고 예쁘기가 한없는 손주가 붕대를 감은 엄지손가락을 내밀어보이면 마음이 약해져 "크면 안 그러겠지." 하고는 감은 붕대를 풀어주었다. 지인은 그러지 말라고 몇 번을 당부해보았으나 허사였다. 오히려 시어머니는 손가락을 빠는 아이가 순하다고 며느리가 바라보는데도 손가락을 입에 넣어 주었다.

처음에는 그러는 시어른들이 원망스러웠지만 지금은 누구 탓도 아닌 자신의 탓이라고 생각한다. 그렇듯이 아이도 '이건 잘못이고 누구 책임도 아닌 내 책임이다.'라고 생각하고 버릇을 고치기만을 기다리고 있다고 한다. 장래의 며느리를 위하여.

정신과 의사인 정혜신이 쓴 '청년기의 자기탐색'에 나오는 이야기이다.

미국의 한 젊은 기자가 하나의 특별한 기사를 썼다. 그 제목은 "미국 국회의원들은 다 저능아다."라는 제목의 글이다. 물론 그럴만한 재료와 논리적인 글을 썼다. 이 기사를 다 읽어본 선임 기자가 그에게 충고를 했다.

"이 기사가 나가면 항의가 빗발칠 텐데 어지간히 시끄럽게 되겠구먼! 그러니. 그러지 말고 내가 한 가지 제안을 할 테니 당신의 그 제목 속에다가 한 글자만 추가해줬으면 좋겠구먼." 그러시라고 타협을 했다. 이제 새로 만든 제목은 이렇다.

"미국 국회의원들은 한 명만 빼놓고 모두가 저능아다."
이 기사가 나간 다음에 정말 아무 항의도 없었다.

모두가 생각하기를 자기는 그 한 명의 사람이라고 생각했기 때문이다.

"사람마다 자기를 그렇게 생각하며 산다. 자기는 아닌 것처럼, 자기는 예외인 것처럼, 자기만이 특별한 것처럼, 그것이 정신적으로 문제가 되고 있다."

'그 한 명의 사람'이 자기라고 생각하는 모든 사람들은 정신병자이다.

백신도 없고 치료제는 있으나 완치는 어려운 치사율이 높다고 하기에는 노환과 겹치는 부분이라 애매한 치매 환자를 관리하면서 많은 부분을 생각하고 배우게 된다.
80년대 전자제품 광고 내용을 빌리면 '한 번의 선택이 10년을 좌우한다.'고 했다. 이 광고는 요즘 말로 대박을 쳤다. 그러니까 지금도 종종 글쓰기나 강연에 인용되고 있다.

고치려 하지 않고 지나치는 작은 습관이 결국에는 만병의 근원으로 다가온다.

습관, 작은 습관부터 고쳐야 한다.

치매의 종류 4 : 초로기 치매 ②

초로기 치매의 원인과 질환
- 알츠하이머 치매, 혈관성 치매, 전두측두엽 치매, 루이체 치매

알츠하이머 치매는 초로기 치매의 원인 질환 중 1/3을 차지한다. 초로기 알츠하이머 치매는 노년기 알츠하이머 치매와 비교하여 시공간지각 능력의 손상이 보다 많이 나타나며, 두정엽의 아밀로이드 베타 단백질 침착이 보다 두드러지게 나타난다.

진행 양상과 경과가 다르기 때문에 초로기 치매의 원인으로서 알츠하이머 치매를 감별할 때에는 가족성 알츠하이머 치매와 비가족성 알츠하이머 치매를 구분하는 것이 중요하다. 가족성 알츠하이머 치매는 초로기 알츠하이머 치매의 20%가량을 차지하는 것으로 보고되고 있다. 가족성 알츠하이머 치매는 비가족성 알츠하이머 치매보다 빠른 진행 경과를 보이고, 보다 어린 연령에 발병하며, 기억력 저하가 보다 두드러지게 나타난다. 또한 가족성 알츠하이머 치매 환자는 두통, 근간대경련(myoclonus), 보행 장애, 경련의 증상이 비가족성 알츠하이머 치매에서보다 빈번하게 나타난다.

혈관성 치매는 초로기 치매의 원인 질환 중 두 번째로 흔한 진단으로, 혈관성 치매의 종류 중 특히 상염색체 우성 뇌동맥 질환(cerebral autosomal dominant arteriopathy with subcortical infarcts and leukoencephalopathy, CADASIL)은 초로기 치매에서 중요하게 평가되어야 하는 아형이다. CADASIL은 19번 염색체의 유전자 변이로 인해 나타나며, 임상적인 소견이나 뇌 영상 소견은 소혈관질환성 치매와 유사하다. 그러나 보다 어린 나이에 뇌졸중이 발생하고, 전조를 동반한 편두통이 흔하게 나타나며, 뇌 MRI에서 백질 병변이 보다 광범위하고 다양하게 나타난다는 특징이 있다. 편두통은 통상 CADASIL의 첫 번째 증상으로 나타나며, 평균 발생 연령은 30대다. 이후 일과성 허혈발작과 허혈성 뇌졸중이 60~85%의 환자에게 발생하고, 인지 기능의 저하는 실행 기능의 저하와 사고 속도의 지연으로 발현되는 경우가 많다.

전두측두엽 치매는 초로기 치매의 원인 질환 중 세 번째로 높은 비율을 차지한다. 평균 45세에서 65세 사이에 발병하는 것으로 알려져 있으며, 평균 생존 기간은 증상 시작부터 6~11년, 진단받은 때부터 3~4년으로 추정된다. 전두측두엽의 가족력은 50%가량에서 나타나는 것으로 보고되고 있다.

알코올성 치매는 초로기 치매의 원인 질환 중 4번째의 비율을 차지하고 있으며, 뇌 위축은 50대부터 시작하여 이에 동반된 인지 저하도 정상 노화 과정보다 이르게 나타난다. 알코올성 치매에서 나타나는 인지 저하는 자서전적 기억의 감퇴와 작화증이 동반되며, 신경학적 증상으로서 보행 장애가 있을 수 있다. 또한 인지 저하는 진행하는 경과보다는 비슷한 정도로 머물러 있는 경우가 많으며, 금주 뒤에 회복되는 경과를 보일 수 있다. 알코올성 치매의 뇌 영상 소견으로는 전반적인 뇌 위축 양상과 함께 전두엽 부위의 위축이 동반된다.

루이체 치매는 알파-시누클레인(alpha-synuclein)이라는 단백질에 이상이 생겨 생성된 루이체와 관련이 있는 치매로서, 변동하는 인지 기능, 반복적인 환시, 손의 떨림 및 뻣뻣한 움직임 등의 증상을 보이는 파킨슨증이 나타난다. 루이체 치매는 초로기 치매의 원인 질환 중 4%가량만을 차지한다. 하지만 알츠하이머 치매에 비하여 환자와 보호자가 체감하게 되는 증상의 중증도가 심하고 삶의 질에 영향을 주는 정도가 크기 때문에 초로기 치매 감별 시에 중요하게 고려되어야 한다.

출처 : 보건복지부 중앙치매센터 홈페이지
중앙치매센터. (2018). 치매 소양심화공통교육 교재.

3. 뇌 건강에 중요한 영양소를 공급하라

> 병을 낫게 하는 것은 자연이다.
> - 히포크라테스

실천하지 않는 것은 자연의 위대함을 모르는 어리석음이다

뇌 건강에 중요한 영양소는 무엇일까? 바쁜 현대인들뿐만 아니라 노년기에 접어드는 어르신들에게도 음식을 골고루 섭취하는 것은 어려움이 따른다. 그래서 영양소를 골고루 섭취할 수 있도록 만들어준 것이 종합비타민이다. 종합비타민은 면역력 증진에 도움을 주는 비타민 C, 빈혈에 좋은 비타민 B1, B6, 구내염과 피부 건조에 도움을 주는 B2, 무기력증에 도움을 주는 B5, 피로 회복에 도움을 주는 철, 만성피로에 도움을 주고 항산화 작용을 하는 폴리페놀류 등 우리 몸에 필요한 성분들을 골고루 함유하고 있어 피로 회복과 체력 증진, 면역력 향상에 도움을 준다. 종합

비타민을 고를 때 중요한 것은 한국식약처에서 안정성과 기능성을 인정받은 건강기능식품 표시가 있는 제품을 선택한다. 그렇다고 시중에 나와 있는 여러 가지 영양제들을 모두 복용하는 것은 절대 금물이다. 오히려 영양제가 독이 될 수도 있다. 그냥 복합비타민제 정도면 음식으로 섭취하기 어려운 영양의 흡수에 도움을 주지 않을까 하는 것이다.

치매를 예방하는 좋은 음식 중 빼놓을 수 없는 것이 호두다. 호두의 속 모양이 뇌와 닮았다 고해서 흔히들 호두를 먹으면 뇌에 좋을 것이라고 생각한다. 맞는 말이다. 실제로 맞는지 실험을 해본 학자들이 있다. 2014년 알츠하이머병 저널에 실린 논문 내용이다.

"미국 뉴욕의 발달장애연구소에 차우한 박사팀이 쥐를 가지고 실험을 했다. 쥐로 하여금 인위적으로 알츠하이머병 즉 치매에 걸리도록 하고 두 그룹으로 나누었다. 한 그룹의 쥐에게는 호두 성분이 들어간 사료를 주고 또 한 그룹의 쥐들에게는 일반 사료를 주었다. 그렇게 1년 정도 먹이고 난 다음 행동테스트를 했다. 그랬더니 호두사료를 먹인 쥐는 기억 공간능력이나 신체 밸런스 기능이 개선된 반면에 일반 사료를 먹은 쥐들은 그대로 치매 증상이 나타났다고 한다."

그렇다면 도대체 호두가 뭐 길래? 치매는 노화 즉 산화스트레스와 염증이 기반이 되어서 생기는 질환이다. 그런데 호두에는 다양한 항산화

성분들이 들어 있다. 플라보노이드 성분과 엘라그산이 들어 있다. 잠을 잘 자게 하는 멜라토닌과 감마 토코페롤과 셀레늄도 들어 있다. 아마도 이런 성분들이 뇌세포가 산화되고 염증을 일으키는 작용을 방지하는 데 도움이 되었을 것이라 생각한다.

뇌로 가는 혈관 중에 아주 작은 혈관이 막히면 눈에 띄는 큰 증상은 없을 수 있지만 미세한 동작이 잘 안 되거나 기억력이 떨어지기도 한다. 말이 어눌해질 수도 있다. 그러나 큰 혈관이 막히면 뇌경색 증상이 일어난다. 그와 관련해서 뇌혈관성 치매가 생기기도 한다.

불포화지방산인 오메가3는 IQ와 EQ에 도움을 주는 뇌의 필수 영양소다. 신경 기능과 운동 능력을 향상시키는 데 도움을 준다. 그리고 콜레스테롤과 중성지방이 조직에 축적되는 것을 방지해 혈행 개선과 혈관을 건강하게 해준다. 피를 맑게 해주어 뇌로 가는 혈액 순환이 좋아질 수 있게 해준다. 뇌가 퇴화되는 것은 뇌로 가는 혈액 순환이 나빠지는 영향도 있을 수 있다. 평소에 뇌혈관이 튼튼하고 혈액도 맑아야 한다.

호두에는 오메가3 지방산인 알파리놀렌산이 들어 있다. 호두에 들어 있는 오메가3 지방산은 10% 정도다. 호두는 혈관 내피세포의 기능을 강화시켜 주는 효과가 있다. 항산화 성분들이 혈관이 녹스는 것을 방지해준다. 그렇다면 하루에 얼마나 먹어야 될까? 전문가들은 하루에 한 줌만 먹으면 된다고 얘기한다. 30~40g 정도다.

뇌 건강에 중요한 영양소는 무엇이 있을까? 우리가 무서운 병이라고 알고 있는 치매는 다양한 이유 때문에 뇌 손상에 의해 기억력을 위시한 뇌 활동에 장애가 발견돼 예전 수준의 일상생활을 계속할 수 없을 때를 말한다. 치매는 그동안 정상적으로 활동하던 뇌 활동이 외상이나 질병 등 여러 가지 선천적 또는 후천적 요인 때문에 파괴되거나 손상을 입어서 전반적으로 지능이나 학습과 언어 등의 인지 기능과 고등 정신 기능이 떨어지는 복합적인 증상을 말한다. 그렇다면 치매를 예방하는 뇌에 좋은 음식에는 과연 어떤 종류가 있을까?

치매를 완치하는 것은 현재 의학으로는 아직 부족하지만 평소에 뇌에 좋은 음식을 많이 섭취해 애초에 고혈압이나 당뇨 등 각종 질병 등을 사전에 예방하는 것이 무엇보다 중요하다. 뇌에 좋은 음식들이란 성인병에도 좋은 음식이므로 치매 예방뿐 아니라 성인병을 위한 예방에도 중요하다 하겠다.

치매, 피할 수 없으면 준비하자

기억을 앗아가는 병, 치매를 막는 방법이 있을까? 앞서 치매의 원인과 증상까지 살펴보았다. 이제 뇌에 좋은 음식까지 섭취함으로써 우리 몸의 상태를 더욱 건강하게 만들어보자.

먼저 견과류와 과일 중에서는 뇌를 닮은 모양인 호두가 좋다. 위에서 밝힌 바와 같이 호두가 우리 몸에 좋다고 하여 한꺼번에 많이 먹는 것은 금물이다. 어떤 음식이든 간에 적당량의 섭취가 중요하다. 복분자, 블루베리, 올리브, 수박, 토마토가 있다. 기억력에 좋은 음식으로 빼놓을 수 없는 과일로 아보카도가 있다. 아보카도에 함유되어 있는 비타민 E는 뇌신경 세포 사이의 물질 교환을 도와 뇌의 손상을 막는 데 큰 역할을 하여 뇌 질환 예방에 효과가 있다고 알려져 있다. 또한 항산화제를 함유하고 있어 알츠하이머와 같은 퇴행성 질환 예방에도 도움이 된다고 한다.

단백질과 곡물 중에서는 달걀, 닭고기, 김, 우유, 렌틸콩, 퀴노아 등이 있다. 특히 귀리는 루틴이라는 성분이 비타민 C의 흡수를 촉진하고 메밀은 뇌혈관의 노화를 막아주므로 적극적으로 권장한다. 팥은 기억력 상승 효과에 도움이 된다고 알려져 있다. 따라서 비타민 B1이 많이 함유되어 있는 팥은 우리 몸에서 비타민 B1이 부족하게 되면 기억력 감퇴가 일어나는 것을 막아준다. 이는 비타민 B1이 신경과 관련되어 있기 때문이다.

생선 중에서는 새우나 오징어, 낙지, DHA가 풍부한 등 푸른 생선 등에 타우린이라는 성분이 가득 들어 있어 혈관을 튼튼하게 해주며 피로 회복에도 효과적이다.

카레를 즐겨 먹는 국가인 인도는 세계적으로 치매 발병률이 낮은 국가로 손꼽히고 있다. 카레 성분 중 커큐민(curcumin)이라는 강력한 항산화 물질이 세포의 산화를 방지하고 염증을 감소시켜서 치매를 예방하거나 질병 진행 속도를 늦추는 것으로 추정하고 있다. 또 카레에는 강황이 들어가므로 피로 회복에도 좋다.

치매, 피할 수 없으면 준비해야 한다. 치매 증상이 나타나는 것은 노년이지만 조금씩 망가지는 것은 젊을 때부터라고 한다. 일찌감치 치매 예방과 뇌를 잘 관리함으로써 최대한 치매가 나타나는 증상을 늦추어야 한다.

기억력이 감소하였다고 하여 안 좋은 생각을 할 필요가 없다. 뇌를 무리하게 사용하여 힘든 경우에는 적절한 휴식을 통해 해결하면 되기 때문이다. 하지만 만약 건망증이 잦거나 심각하여 일상생활에도 지장을 준다면 반드시 보건소 치매안심센터를 찾아 치매 조기 검진을 실시해보아야 한다.

망가질 대로 망가진 외양간을 외관만 대충 고쳐 또다시 소를 들여놓으려 해선 안 된다.

4. 타임지가 선정한 10대 슈퍼 푸드의 비밀

시간 낭비는 인생 최대의 실수다.
- 빌 게이츠

준비된 미래는 행복하다

암은 복불복이다. 1년에 한 번 건강 검진을 받아도 오는 암은 막을 수는 없다. 그러나 치매는 어떻게 관리하는가에 따라서 예방이 가능하다. 해마다 치매 인구가 급격하게 늘고 있다. 지금 현재 85세가 되는 어르신 중에 치매 인구는 38%이다. 그러나 베이비붐 세대가 80세가 되면 치매 인구는 85세 노인 인구의 50%가 된다. 여러분은 어느 쪽에 있고 싶은가? 당연히 치매가 아닌 쪽이다. 그러면 여러분은 치매 환자의 간병인을 해야 한다. 이래도 저래도 치매에서 자유로울 수 없다. 안타까운 일이지만 차라리 치매 환자가 되면 천국에서 살고 치매 간병을 하게 되면 지옥에서 산다는 슬픈 얘기를 하는 사람도 있다. 치매에도 착한 치매와 미운 치매가 있다. 같은 미래지만 희망이 있을 수도 없을 수도 있다. 준비된 미래는 행복하다.

오르는 것만이 등산이 아니다. 내려오는 것도 등산이다. 실제로 정상에 머무는 시간은 짧다. 우리 인생도 전반전도 중요하지만 후반전도 중요하다. 인생 후반전을 어떻게 준비해야 할까?

"인생의 중반부를 준비하기 위해 소정의 대학 과정을 이수해야 하는 것처럼 후반부를 준비하기 위한 대학도 필요하다." 스위스의 정신의학자료 분석심리학의 개척자 칼융의 말이다.

누구나 은퇴 시기가 오는 우리 시대의 후반전은 예전보다 길어졌다.

'세상에서 가장 아름다운 사람'은 12글자다.

이 열두 글자를

한 글자로 말하면 나

두 글자로 말하면 또 나

세 글자로 말하면 역시 나

네 글자로 말하면 그래도 나

다섯 글자로 말하면 다시 봐도 나

이다.

이런 아름답고 건강한 인생 후반기를 보내기 위하여 어떤 좋은 유형의 음식을 먹어야 할까? 타임지가 선정한 10대 슈퍼 푸드의 비밀은 무엇일까?

탄수화물(21.7%), 단백질(14.3%), 지방질 등과 무기질, 비타민을 함유하고 있는 귀리는 단백질이 쌀의 2배이다. 라이신 등의 필수 아미노산이 많이 들어 있다. 또한 수용성 섬유질이 풍부해 콜레스테롤을 감소시키고, 심혈관 질환을 예방하는 폴리페놀 등의 항산화 성분이 풍부해 성인병 예방에도 도움을 준다. 베타글루칸 성분은 장 내 노폐물을 배출시키는 효능이 있어 다이어트에도 효과적이다. 현미의 4배가 넘는 칼슘을 함유하여 성장기 어린이들의 성장 발육에도 도움을 주는 영양 식품이다. 또한 필수아미노산과 수용성 섬유질 등 영양소가 풍부하다. 서양에서는 귀리를 불린 오트밀을 아침 식사로 먹기도 한다. 귀리는 칼로리가 낮으면서도 각종 비타민과 미네랄을 풍부하게 함유하고 있는 영양분이 풍부한 음식이다. 귀리를 꾸준히 먹으면 베타글루칸 성분으로 인해 체내 면역 체계를 강화시켜 주고 항산화 작용을 한다.

귀리에 들어있는 베타 글루칸 성분과 불포화지방산은 좋은 콜레스테롤에는 영향을 주지 않으면서 나쁜 콜레스테롤을 조절해 수치를 정상화하는 효과가 있다. 베타글루칸을 하루에 3g만 섭취해도 체내 콜레스테롤 수치를 최대 23% 줄인다는 연구 결과도 있다. 수용성 섬유질이 풍부해 조금만 섭취해도 다른 음식에 비해 포만감을 오래 유지할 수 있다. 이 밖에도 귀리는 골다공증 예방, 빈혈 개선, 면역력 상승, 독소 제거, 심장 건강에도 좋은 다양한 효능이 있다. 엄청난 귀리의 효능! 앞으로는 꼭 챙겨 먹어야 할 음식 중 하나다.

슈퍼 푸드(Superfluous)란?

보통 슈퍼 푸드라고 이야기 하면 2002년 미국 타임지에서 이야기 한 세계 10대 슈퍼 푸드를 이야기 한다. 그런데 미국 식품영양학 권위자인 스티븐 G. 프렛(Steven G. Pratt) 박사가 그의 저서『난 슈퍼 푸드를 먹는다』(Superfluous : Fourteen Foods That Will Change Your Life)에서 슈퍼 푸드라는 말을 처음으로 언급했다. 그는 세계 장수 지역(그리스, 일본 오키나와)을 돌아보고, 그 장수 지역 식단에서 공통적으로 등장하는 14가지의 식품을 발표하면서 쓰기 시작한 용어라고 하는데, 슈퍼 푸드를 다음의 세 가지 특징을 가지고 있는 식품이라고 설명했다.

1. 각종 영양소가 풍부하고 콜레스테롤이 적은 식품
2. 인체에 쌓인 독소를 해독하고 활성 산소를 제거하는 항산화 작용을 하는 식품
3. 면역력을 증가시키고 노화를 억제시키는 식품

이와 같은 특징을 가지고 있는 식품으로 박사가 선정한 14가지 슈퍼 푸드는 아래와 같다.

블루베리 – 혈관계 질환 예방

브로콜리 – 백내장 예방

귀리 – 당뇨 예방

연어 – 심장병 예방

시금치 – 시력 개선

토마토 – 노화 개선

콩 – 체중 감소

두류 – 콜레스테롤 감소

오렌지 – 뇌졸중 예방

호박 – 암 예방

차 – 골다공증 예방

칠면조 – 면역력 강화

호두 – 혈관계 질환 예방

요구르트 – 뼈 강화

타임지의 10대 슈퍼 푸드는 프렛 박사의 14대 슈퍼 푸드 중 검증을 거쳐 추려낸 것이 아니고, 단순히 소비자들에게 맞춰 10가지로 한정한 것

뿐이다. 따라서 10대 슈퍼 푸드에 속하지 않는다 해서 가치가 없다거나
한 것은 아니다.

   견과류(Nuts)

   녹차(Green tea, Matcha)

   블루베리(Blue berry)

   토마토(Tomato)

2001년도에 가나안농군학교에 교육차 입소했는데 첫날 저녁에 각 팀
별 소개 및 장기자랑이 있었다. 충북에서 온 병원 팀의 한 간호사가 율동
을 하면서 아이들이 좋아하는 노래 '멋쟁이 토마토'를 아주 멋지게 부르
는 것이었다. 우리 모두는 감동의 도가니였다. 토마토! 갑자기 그때가 생
각이 났다.

   시금치(Spinach)

   레드와인(Red wine)

   브로콜리(Broccoli)

   연어(Salmon)

   마늘(Garlic)

몸에 아무리 좋아도 견과류나 과일 야채를 한꺼번에 많이 먹는 것은 효과가 없다. 필요 이상의 영양분은 몸 밖으로 빠지기 때문이다. 과식을 하는 것은 금물이다. 적당히 꾸준히 먹는 것이 보약이다.

5. 꼭 먹어야 할 계절별 뇌 건강 음식들

향기롭고 맛깔스러운 산해진미는 우리를 행복하게 만들어줄지 모르겠지만
건강에는 아주 해롭다.
- 한비자

작은 메추리알의 재발견

뇌를 건강하게 하는 음식은 매우 중요하다. 왜냐하면 우리가 섭취하는
음식물들이 어떤 영양분이 되어 어떻게 하면 뇌에 좋은 혈액을 풍부하게
많이 전달하느냐 하는 질문 때문이다. 베타아밀로이드는 신경 노화의 주
원인 물질로 뇌에 쌓이면 신경연결망이 제대로 작동하지 못하게 한다.
그런데 머리가 큰 것도 뇌 예비력(뇌가 치매에 견디는 힘)에 영향을 준다고 한
다. 이 경우는 오해의 소지가 있는데 얼굴이 큰 것이 아니라 머리 둘레가
큰 것을 말한다. 그러면 안타깝게도 태어날 때부터 머리가 작게 타고난
사람은 어떻게 하란 말인가? 방법이 있다.

2014년 세계치매학회에서 대규모 연구 결과를 종합해서 발표한 내용 중 치매를 일으키는 가장 나쁜 원인 3가지가 있다.

첫째는 난폭한 성격이라고 한다. 냉소적인 성격이 그렇지 않은 성격에 비해 치매 위험이 3배가 높다고 한다. 남 잘되는 것 못 보고 비관적인 사람이 이에 속한다. 긍정적이지 못하고 부정적인 사람이다.

두 번째는 먹을거리다. 오늘날 많은 학자들이 치매를 예방하는 2가지를 꼽는다면 콜린과 비타민 D이다.

콜린은 신경전달 물질의 원료와 같은 것이다. 베타아밀로이드와 같은 독성 물질 때문에 뇌세포가 말라 죽는 것을 어떻게 극복하느냐이다. 죽은 세포를 다시 살릴 수는 없다. 남은 세포들끼리 서로 주고받는 신경전달물질인 아세틸콜린이라는 물질을 왕성하게 분비하도록 해야 한다. 아세틸콜린의 원료가 바로 콜린이다. 콜린을 많이 먹으면 뇌 건강이 올라가고 기억력도 좋아진다는 것이 검증된 이야기이다. 그렇다면 콜린이 많이 들어 있는 음식은 과연 무엇일까? 메추리알이다. 메추리알의 노른자에 콜린이 100g당 480mg이 들어 있다. 하루 메추리알을 8개 정도 먹으면 된다. 계란은 이유는 모르지만 단위그람 당 함량이 낮다. 메추리알의 재발견이고 콜린의 왕이다. 그러나 메추리알은 콜레스테롤 함량도 높으므로 고지혈증 환자는 조절해서 먹을 필요성이 있다.

콜린의 역할이 살아남은 뇌세포들끼리 서로 긴밀하게 연결하도록 원료물질이 된다면 비타민 D는 뇌세포를 갉아 먹는 독성물질이자 치매를 일으키는 베타아밀로이드를 공격하는 역할을 한다. 베타아밀로이드와 싸우는 역할을 하는 것이다. 비타민의 왕 비타민 D는 면역력은 높여주고 암은 떨어뜨리고 치매는 억제하는 효능이 있다. 칼슘 흡수를 도와주고 뼈도 튼튼하게 해주는 비타민 D는 다양한 기능을 가지고 있다. 우리는 피부를 통하여 햇볕을 흡수하는 방법으로 비타민 D를 만든다.

세 번째는 운동이다. 치매에 도움이 되는 운동이 있다. 치매를 절반 이하로 떨어뜨릴 수 있다고 주장하는 사람도 있다. 여러 명의 남녀가 함께하며 손을 잡고 음악을 들으면서 동작을 익혀야 하는 바로 볼룸댄스다. 몸만 움직이는 것이 아니라 뇌를 이용해서 스텝을 밟아야 되는 행동이 뇌를 쓰게 만든다. 율동감이 있고 서로 친근감을 느끼고 즐거운 마음으로 교제하게 되는 일석삼조의 효과가 있다.

좋은 먹을거리

현대는 좋다는 음식이 너무 많아 몸에 좋은 음식을 선별하기가 쉽지 않았다. 그래서 우리 조상들은 계절별로 어떤 음식을 먹었을까를 생각해 보았다.

첫 번째는 물기 있는 땅이면 어디에서나 잘 자라는 맛있는 산나물 머위다. 민간에서 머위는 최고의 암 치료약인 동시에 최고의 염증 치료약이라고 주장하기도 한다. 또 머위는 가래를 삭이고 기침을 멎게 하며 위장을 튼튼하게 하고 마음을 편안하게 하기도 한다고 한다. 몸속에 쌓인 독을 풀어주는 등의 효능이 있는 것으로 알려져 왔다.

예로부터 우리 조상들은 봄철에 어린잎을 채취해 잎은 쌈으로 먹고 머위 줄기는 나물로 무쳐서 먹거나 국을 끓여 먹었다.

이 흔하고 흔한 머위가 암과 염증을 삭이고 치매에도 좋은 최고의 약초라고 하니 봄이 오면 많이 채취하여 먹어보는 것도 좋을 것이다.

봄 하면 빼놓을 수 없는 향긋한 냉이가 있다. 채소 중에서 단백질이 가장 많고 칼슘과 철분도 풍부하다. 특히 비타민 A가 많아 냉이국이나 나물 1접시를 먹으면 성인이 하루 필요한 비타민 A의 3분의 1을 충당할 수 있다. 냉이는 눈을 맑게 해주고 간장과 소화 기능을 도와주는 약효가 있다고 한다.

쑥은 비타민 A가 많다. 우리가 아무리 영양이 풍부한 음식을 먹더라도 효율적으로 분해하고 연소시켜 흡수하지 않으면 아무런 의미가 없는데, 비타민 A와 C는 영양 성분이 제 기능을 다하도록 보조 역할을 한다. 특히 비타민 C가 많아 감기 예방과 치료에 좋다. 칼슘과 철분도 많아 쌀밥 위주의 식생활로 인한 체질의 산성화를 막아주는 데도 매우 효과적이다.

달래는 비타민 A, B1, C가 골고루 들어 있고 특히 칼슘이 많다. 빈혈을 없애 주고 간장 기능을 개선하며 동맥경화를 예방하는 효과가 있다. 파와 비슷한 향미를 가져 입맛이 떨어질 때 미각을 살려준다.

굴비라고도 불리는 조기는 겨울 동안 허해진 사람의 원기를 돕는다는 뜻에서 '조기(助氣)'라고 한다. 지방질이 적은 흰살 생선으로 머릿속에 돌이 들어 있어 석수어(石首魚)라고도 한다. 양질의 단백질이 많고 지방질이 적으며 비타민 B1, B2 등이 많아 성장기 어린이나 소화가 잘 안 되는 노인에게 좋은 식품이다.

여름에는 당연 삼계탕을 먹었다.

내장을 꺼낸 닭의 뱃속에 깨끗한 헝겊주머니에 담은 찹쌀·마늘·대추 등을 넣고 물을 넉넉히 부은 가마솥에 푹 삶아 고기가 충분히 익었을 때 건져 먹는다. 인삼을 국에 넣고 푹 고아 인삼 성분이 우러나게 하여 소금으로 간을 맞추어 고기와 국물을 먹는다.

또 여름은 애호박이 넝쿨마다 열린다. 호박은 꽃이 피기 전 줄기가 뻗기 시작할 때부터 그 줄기와 어린잎을 먹을 수 있다. 품종과 성숙도에 따라서 영양성분이 달라지는데, 애호박의 주성분은 당질이고 비타민 A와 C가 풍부하다. 소화 흡수가 잘 되므로 어린이와 노인에게도 좋은 음식이다.

스테미너에 좋은 장어는 허약해지기 쉬운 여름철에 흔히 찾는 보양식으로 비타민 A와 단백질, 그리고 지방이 풍부하다. 장어는 체력을 길러주고 여름을 타는 것을 막아 주는 스테미너식으로 유명하다. 1년 중 8월 한여름에 비타민 A가 가장 부족하기 쉽다는 보고가 있다. 따라서 여름에는 비타민 A가 많은 장어 요리를 먹으면 좋다.

세계 10대 푸드에도 들어가는 토마토는 비타민 A, B1, B2, C등이 골고루 들어 있는데, 특히 비타민 C가 풍부해 두 개 정도만 먹으면 하루 필요한 비타민 C를 모두 취할 수 있다. 설탕을 쳐서 먹지 않는 것이 비타민 B의 손실을 줄일 수 있다.

가을에는 밤이 익어가면서 밤송이가 벌어진다. 과일을 제외한 나무 열매 중에서는 비타민 C가 가장 많다. 생밤을 10개 정도 먹으면 하루 필요한 비타민 C를 모두 얻을 수 있다. 밤에 들어 있는 당질은 소화가 잘 되므로 병을 앓고 난 사람이나 성장기 어린이, 유아에게 좋다. 속껍질은 탄닌산 때문에 떫은맛이 나는데 알이 작은 밤이 속껍질도 잘 벗겨지고 더 달다. 제철에 껍질 벗겨 밥 지을 때 같이 넣으면 달고 구수한 밤밥이 된다.

모양이 칼같이 생겼다 하여 갈치라는 이름을 갖게 된 갈치는 여름에서 가을로 넘어갈 때가 제철이다. 은백색 비늘은 소화도 잘 안 되고 영양가도 없으므로 다듬을 때 솔로 깨끗이 긁어내는 것이 좋다. 단백질이 풍부하고 지방이 알맞게 들어 있으며 비타민 B1, B2, B6가 많다. 생선 단백질에는 함황아미노산이 많이 들어 있다.

연어는 생선의 귀족으로 불린다. 살코기에서 그윽한 솔잎 냄새가 나고 단백질이 많지만 지방질은 적어 담백한 맛을 낸다.

단백질, 지방질, 비타민 B1, B2, D, 나이아신이 균형 있게 들어 있는데 산란기 전인 가을철에 잡은 것이 기름이 올라 맛이 좋다.

겨울에는 바다의 우유 굴이다. 단백질과 칼슘, 철분, 요오드 같은 무기질도 풍부하다. 또한 지용성과 수용성 비타민도 비교적 많고 비타민 B12도 많은 편이다. 굴 맛이 좋은 12~2월에는 지방이나 글리코겐이 증가한다. 굴은 연하고 소화, 흡수가 잘 되므로 비타민과 무기질의 공급원으로 적당하다.

파래는 단백질이 많고 칼슘, 인, 철분 같은 무기질이 풍부하며 비타민 C도 많은데 무엇보다도 해조류에 풍부한 영양소는 요오드이다. 해조류에 들어 있는 점성 다당류인 알긴산은 장벽을 자극하여 장 운동을 활발하게 해주고 배변을 쉽게 해준다.

호두는 견과류 중 특히 영양가가 높은 고칼로리 식품이다. 콜레스테롤 수치를 낮추는 필수지방산과 불포화 지방산이 많으며 트립토판과 아미노산이 풍부한 것이 특징이다. 리놀레산 등의 불포화 지방산과 비타민 E가 작용하여 콜레스테롤이 혈관 벽에 붙는 것을 막아 주므로 고혈압, 동맥경화증 예방과 치료에 좋다. 또한 무기질과 비타민 B1이 풍부해 노화를 막고 피부에 윤기가 나게 한다.

지금처럼 의학이나 약이 개발되지 않았던 옛날 옛적에 우리 조상들은 먹을거리 자료나 약초를 이용하여 병을 치료하였다.

　과학적이기까지 한 조상들의 지혜로움을 생각하면서 봄이 오면 온 산에 지천으로 피어 분홍빛으로 수놓았던 진달래꽃으로 화전을 만들어 먹어보면 어떨까. 또 어린 쑥을 절구로 찧어 부드럽게 만든 후 찹쌀가루에 섞어 시루에 푹 쪄서 만든 쑥떡도 맛나다. 봄철에 담그는 술 중에 두견주가 있다. 진달래꽃을 다른 말로는 '두견화'라고도 부르는데 진달래로 담은 술을 '두견주'라 한다. 진달래꽃에는 다른 꽃보다도 꿀이 많아 술에 단맛이 나는 두견주를 우리 조상들은 빚어서 마셨다. 분홍색 꽃으로 장식한 화전에 핑크빛 두견주라~ 아! 생각만 해도 가슴이 뛴다. 사랑하는 이에게 시 한 소절을 읽어주고 싶은 충동이 일어나게 한다.

치매의 종류 4 : 초로기 치매 ③

초로기 치매의 원인과 질환
- HIV 감염과 후천성 면역결핍증으로 인한 치매,
　대사성 질환으로 인한 치매, 전신 질환, 기타

　HIV 감염과 후천성 면역결핍은 감염뿐만 아니라 인지 저하에도 영향을 미친다. HIV 감염으로 인한 치매의 경우 사회적 위축과 일상생활 수행 능력의 저하, 무감동, 우울증과 인지 저하가 함께 나타난다. 인지 저하는 주로 삽화성 기억 감퇴와 사고 처리 속도의 저하, 주의력의 저하로 나타나나 언어 기능은 상대적으로 보존되는 양상을 보인다. HIV 감염으로 인한 치매는 임상 경과가 진행될수록 균형 감각의 저하와 손 떨림, 과반사, 근경련, 전두엽 손상 징후, 실금증, 경련 등의 신경학적 증상이 동반되는 비율이 높아진다. HIV 감염으로 인한 치매도 40세 이하의 감염자 중에서는 25~30%에서, 50세 이상의 감염자 중에서는 90% 이상에서 경도인지장애가 나타나기 때문에 이에 대한 확인이 필요하다.

　초로기 치매에 대한 원인 질환을 감별할 때 독성 물질의 중독과 대사성 장애에 대해서도 고려해야 한다. 납, 비소, 수은과 같은 중금속 중독은 뇌 손상을 일으키고, 이로 인해 기억 저하 및 의식 상태의 변화, 과민 증상을 일으키기도 한다. 비타민 B12 결핍과 갑상선 저하와 같은 대사성 질환은 치료를 통해 질환이 호전될 경우 인지 장애도 회복되는 경과를 보이기 때문에 초기 평가 시에 반드시 고려해야 한다.

다발성 경화증은 중추신경계에서 나타나는 자가 면역질환으로서, 어린 연령대에서 주로 발병합니다. 다발성 경화증 환자의 65%에서 인지 저하가 나타나는 것으로 보고되고 있으며, 기억력과 실행 능력의 저하가 두드러지게 나타난다. 원발성, 전이성 암도 뇌 내 병변의 크기와 위치에 따라 다양한 중증도의 인지 저하를 일으킨다. 암 병변 자체로 인한 영향 이외에도 종양부수증후군도 인지 저하에 영향을 미치며, 환각, 성격 변화, 간질 증상이 동반된다.

의식 소실이 동반될 정도의 두부 외상으로 인해 뇌 손상이 생기면 이후 만성적인 인지 장애가 발생할 수 있으며, 가벼운 두부 외상도 반복적으로 발생하면 인지 저하를 일으킬 수 있다. 두부 외상으로 인한 치매는 젊은 연령대에서 다발하는 교통사고 이후에 발생하는 경우가 많기 때문에 초로기 치매의 감별진단으로서 고려해야 한다.

정상압 수두증은 뇌실 내 뇌척수액의 생성, 순환, 흡수 과정의 문제로 인해 뇌척수액의 용량이 늘어나면서 발생한다. 주로 발을 끄는 발걸음과 반복되는 낙상, 실금 장애의 임상 증상이 동반되고, 기억력 저하, 사고처리 속도 및 실행 능력의 저하와 같은 인지 기능 장애를 나타낸다. 치료를 통하여 뇌실이 정상 크기로 돌아가면 정상압 수두증의 임상 증상이 완화되기 때문에 조기 진단과 치료가 중요하다.

출처 : 보건복지부 중앙치매센터 홈페이지

6. 치매를 이기는 생활 습관 만들기

건강은 질병이 휴가 중인 상태이다.
- 헬무트 발터스

무조건 하면 된다. 미루기엔 내 몸이 원한다

치매를 이기는 생활 습관은 아주 많다. 하지만 우리의 일상생활에서 제일 쉽게 실천할 수 있고 돈 없이도 할 수 있는 좋은 방법이 바로 운동이다. 상쾌한 이른 아침잠에서 깨어 산뜻한 거리로 나서보자. 학교 운동장이어도 좋고 산책로여도 좋다. 소나무와 아름드리나무들이 가득한 산속이라면 더욱 좋다. 주변을 둘러보면 이불 속에서 그냥 30분을 뒹굴뒹굴 하면서 허비하는 사람, 멍하니 앉아 있는 사람, 일어나자마자 습관적으로 TV 전원을 켜는 사람이 대부분이다. 운동이란 주변에서 가장 쉽게 할 수 있는 것이면서도 실천하기가 쉽지 않은 것이다. 마음을 먹으면 밖으로 나가야 되는데 미루는 습관 때문이다. 주부라면 일단 쌀을 씻어 밥솥에 예약해 두고 운동을 하자고 마음먹는다. 그런데 쌀을 씻고 나면 설거지를 해야 하고 자꾸만 이 일과 저 일이 끝임 없이 생겨난다. 그러다 보면 이미 시간은 훌쩍 지나가버린다. 야속하게도 내가 일을 마치고 나갈 수 있도록 시간은 나를 배려해주지 않는다. 내가 시간을 내어야 하는 것이다.

현관 밖으로 나가기가 힘들다면 아파트 계단이라도 30여 분 정도 올라갔다 내려왔다 반복한 후 발목에 모래주머니와 손에 저항밴드를 쥐고 근력 운동으로 마무리하면 하루가 상쾌하게 시작되리라고 본다.

처음 운동을 시작하기가 힘들어서 그렇지 일단 시작하여 체계가 잡히면 안 하면 오히려 힘든 것이 운동이다.

우리는 책이나 강연이나 교육 등 여러 경로를 통해서 규칙적인 운동이 성인병 예방이나 다른 건강에는 물론이고 치매와 경도인지장애 예방에도 얼마나 도움이 되는지를 익히 인지하고 있다. 한 연구에서 65세 이상의 정상 노인들의 신체 활동 및 운동 수준을 조사한 후 6년 동안 추적 조사한 결과 규칙적으로 어느 종류라도 운동에 참여한 노인이 그렇지 않은 노인들에 비해서 치매 발병률이 50% 낮음을 보고한 바 있다. 이 같은 치매 예방 차원에서 운동의 중요성은 매우 잘 알고 있다. 이제 실천만 하면 된다.

일반적으로 성인병이나 치매가 없는 정상적인 사람이라고 하더라도 나이가 듦에 따라 우리 몸을 움직이는 근육은 위축되고 인대는 탄력성을 잃어간다. 우리 몸을 지탱해주는 뼈가 약해지기 시작하면서 몸의 평형성에 문제가 생긴다. 또한 잘못하여 넘어지기라도 할라치면 낙상으로 인하여 골절되기 십상이다. 보폭은 점점 좁아지고 이 같은 증상들은 정상적인 노화 과정에 속한다. 여기에 인지 기능 장애라는 치매가 진행되면 정상 노인에 비하여 활동성이 현저히 내려가면서 위에 나타나는 노화 과정이 급속하게 진행되게 된다. 특히 운동을 함께 지탱해줄 동반자가 없을 경우에는 치매 진단 후 경증에서 중증 중등증으로 병의 속도가 가속화될 수 있다. 치매 자체가 신체 기능 장애를 유발하는 필수 요건이 아님에도 불구하고 불충분한 신체 활동 수행의 결과로 손상이나 기능 제한이 올 수도 있고 심하면 장애로 인한 와상 상태의 절차를 밟게 될 수도 있다.

또한 나이가 들면서 자기 자신에 대한 인식의 부재로 인하여 자기중심적 사고가 짙어진다.

고정관념이나 편견에 사로잡혀 '내가 가장 나를 잘 안다'고 믿어 의심치 않는다.

젊은 날에도 없었던 공주병이나 왕자병이 생길수도 있다. 정신의학적으로 왕자병과 공주병은 '철저하게 자기중심적인 가치관으로 세상을 바라보는 사고방식'이다. 천성적으로 타고난 재능으로 경쾌함을 진중하게 표현할 줄 아는 모차르트의 균형감각과는 상반되는 새삼스럽지도 철학적이지도 않은 거울을 보는 듯이 느껴지는 부분이다.

치매를 이기는 생활 습관으로 운동을 함에 있어 정상적인 일반인과 치매 환자로 구분된다. 현재 일반 정상적인 노인에게 권장되는 운동법 (일주일에 5회, 회당 30분, 빠르게 걷기와 같은 유산소 운동프로그램)은 ACSM이라는 미국 스포츠의 학회에서 연구 논문의 정리와 전문가 검토를 통해서 건강에 유익한 수준의 운동법을 제시한 것이다. 그러나 안타깝게도 치매 환자를 위한 운동법은 아직까지 연구 결과가 없다. 그렇다면 치매 노인들은 어떤 운동을 해야 할까?

치매 환자에게 복잡하거나 높은 강도의 운동은 무리가 된다. 쉽게 따라 하고 적응하기에 무리가 없는 걷기와 같은 운동부터 하는 것이 좋다. 치매 환자도 예쁘다거나 멋있다고 하면 좋아한다. 다음은 우리 아버님과 함께 집에서 하는 운동이다.

- 손잡고 얘기하며 15분 걸어서 유산소 운동을 한다.
- 의자에서 앉았다 일어서기를 10분 정도 하면 하지 근력운동이 된다.
- 탄력밴드 운동 2종류 10회를 하면 상완 근력운동이 된다.
- 모래주머니 차고 다리 올리기 2종류 10회면 하지 근력운동이 된다.
- 스트레칭으로 마무리한다.

아무리 몸에 좋은 약이라고 하더라도 그 약을 복용하는 사람이 거부할 경우 괜히 고집 피워 약을 먹이다가 목에라도 걸리면 큰일이다. 치매 환자의 경우 인지 및 감정의 기복이 심할 경우가 종종 있다. 이럴 때는 억지로 운동을 진행할 경우 사고의 위험이 있을 수 있다.

　"아버님, 다음에는 꼭 같이 운동하는 거예요."라며 마음을 존중해주는 것이 필요하다. '평양감사도 내가 싫으면 그만'이라 하지 않던가.

　'칭찬은 고래도 춤추게 한다.'라고 했다.

　"아버님, 오늘 운동도 잘 하시고 웃으시니까 너무 멋져요."라는 말에 "응~." 하고 웃으면서 대답을 해주었을 때의 감동은 이루 말할 수 없다. 적은 양의 운동일지라도 치매 환자들에게는 결코 쉽지 않은 활동이다. 평소보다 몇 분의 걷기를 하고 의자에서 앉았다 일어서기를 5번 더 실시하면 아버님께 칭찬과 격려를 해드린다. 다음번에 그 칭찬을 잊을지언정 그 순간만은 최선을 다하는 모습을 보이며 행복해하신다. 안전이 보장되는 범위 내에서 걷기 이외의 운동도 실시 가능하지만 그 외의 운동을 하기는 무리수가 동반된다.

　운동 훈련의 법칙에 과부하(Overload)의 법칙이 있다. 체력 수준의 향상을 위해서 본인이 할 수 있는 것보다 조금 더 높은 강도의 운동을 실시하는 것을 의미한다. 과부하의 법칙은 운동의 강도를 높이거나 운동 시간

을 늘림으로써 가능하다. 처음에 진행하던 운동의 강도를 조금씩 높여감
으로써 운동 효과를 조금씩 향상시킨다면 훌륭하다 할 만하다.

남국의 햇살에 감사를

햇살이 눈부시게 좋은 날에는 아버님 손을 잡고 낙엽이 날리는 거리를
걷는다. 파란 하늘이 우리 가족을 축복해주는 것 같이 느껴진다. 아무리
정신이 없어 쉽게 잊어버린다 해도 아버님은 아직 가족들을 모두 알아보
시고 대화도 가능하다. 특히 장손인 아버님의 손주는 아직도 끔찍이 여
기신다.

걷기 좋은 계절이다. 그렇더라도 어르신들은 낙상의 위험이 항상 있
다. 아무리 좋은 운동이라 할지라도 다치면 안 된다. 안전이 제일이다.
어르신과 동행할 때는 각별히 안전사고에 신경을 써야 한다. 중등증인
환자의 경우에는 외부보다는 실내에서의 운동을 권장한다.

7. 서구화된 식습관이 치매를 부른다

인생에서 실패한 사람 중 다수는 성공을 목전에 두고도 모른 채 포기한 이들이다.
- 에디슨

튼튼하고 건강한 우리의 뇌혈관을 위한 음식

많은 사람들이 서구화된 생활로 인해 건강이 위협받고 있다. 특히 청소년들에 대한 패스트푸드 음식과 편의점의 간편하고 다양한 즉석 먹을거리가 더욱 그렇다. 이는 나중에 성인병뿐 아니라 혈관이 막혀 혈관질환을 앓게 될 수도 있다. 심한 경우 질환들에 시달릴 수 있다. 또한 혈관에 문제가 생기면 무시무시한 심근경색의 원인일 수 있기 때문에 돌연사망할 수도 있다. 가장 중요한 것은 젊어서의 잘못된 습관과 식생활이 치매에 영향을 미친다는 사실이다. 이래서 식습관이나 생활 습관을 평소에 신경 써 길러야 한다고 하는 것이다.

알츠하이머병은 아직 100% 예방법을 모른다. 발병하면 증상을 억제시키는 것이 주된 치료법이다. 그러나 혈관성 치매의 경우는 예방이 가능하다. 관심을 가지고 건강 관리를 잘 한다면 혈관성 치매를 막을 수 있다.

어느 날 갑자기 찾아오는 병 혈관성 치매의 특징은 갑작스러운 발병이다. 특히 뇌출혈이 발생할 경우 급격하게 뇌 기능이 나빠져 말 그대로 갑자기 이상 증상들이 나타나기 때문이다. 그럼에도 혈관성 치매가 예방 가능한 이유는 혈관성 치매의 발병 원인은 뇌혈관의 기능 이상과 밀접한 관계가 있다. 흔히 '중풍'이라고 부르는 뇌졸중과도 연결이 된다.

허혈성 혈관성 치매를 예방하기 위하여 약물을 이용하기도 한다. 혈전으로 혈관이 막히지 않도록 하는 것이다. 전체 환자 중 허혈성 뇌 질환은 80% 정도로 흔하다. 여기에 비하여 출혈성 질환은 20% 정도다. 혈관성 치매는 뇌출혈이 생겨 발생하는 출혈성 뇌혈관 질환과 뇌혈관이 막혀 뇌세포가 죽는 허혈성 뇌혈관 질환이다. 뇌경색이다.

이러한 질환들은 대부분 뇌세포에 치명적인 영향을 미친다. 혈관이 막혀 혈액 공급이 안 되거나 출혈이 발생하면 뇌세포는 피해를 입을 수밖에 없다. 이런 이유로 뇌세포가 제 기능을 하지 못해 장애가 오는 질환을 혈관성 치매라고 부른다. 그러므로 혈관성 치매를 예방하기 위하여 혈압을 잘 관리하고 뇌출혈을 예방하면 그만큼 위험이 줄어든다.

튼튼하고 건강한 우리의 뇌혈관을 위하여 어떤 음식을 찾아 먹어야 할까? 뇌에 안 좋은 영향을 주는 음식은 무엇일까?

인류는 항상 먹을거리가 부족했다. 인류와 역사를 함께 해온 모든 동식물도 배가 고팠다. 음식이 풍족한 경우는 지구 수십억 년 역사를 통틀어 한 번도 없었다. 그러니 머리를 잘 써서 에너지 사용을 요령 있게 하고 먹을거리를 찾아 배고픔을 해소하라고 두뇌가 생겨난 거다. 심한 말로 머리는 장식으로 달고 다니느냐고 하는 사람도 있다.

몸을 움직이는 것이 두뇌의 존재 이유라고 해도 잘못된 말이 아니다. 식물은 신경이 없다. 섬유조직만 존재한다. 동물에는 신경이 있다. 신경이 주로 모인 것이 뇌이다. 커다란 뇌를 가진 동물도 있고 이게 뇌인가 싶을 정도로 작은 동물도 있지만 모든 동물은 뇌가 있다. 동물이란 움직이는 생물이다. 움직이기 위해서 신경의 모임과 뇌가 필요한 것이다.

현대 사회는 어느 시대보다도 먹을거리가 풍부해졌다. 지금은 영양과잉이 더 문제가 되고 있다. 특히 서구화된 식습관으로 인한 성인병의 증가와 비만이 사회적인 문제다.

배부르고 몸이 편하면 뇌도 편하게 쉰다. 먹이를 구하려고 고생할 필요가 없어서다. 쉬는 뇌는 쪼그라든다. 근육과 같은 이치다. 반대로 몸을 움직이면 뇌가 활동한다. 배고픈 상태로 몸을 움직이면 뇌는 더 활발하게 활동하고 크기도 커진다. 동물 실험으로도 밝혀졌다. 먹이를 적게 먹인 쥐가 더 똑똑하고, 더 오래 살았다고 한다. 사람이라고 다르지 않다. 건강 장수의 비결 치매 예방과 정신 건강 행복의 비결은 어이없게도 배고프고 몸 고단한 것에 있다.

치매는 식생활도 매우 중요하다. 치매 예방에는 식단 조절이 필수적이다. 음식은 싱겁게 골고루 먹는 것을 기본으로 하고 채소와 과일은 매일 먹어야 한다. 단백질과 생선은 적어도 일주일에 두 번 정도 먹을 것을 권한다. 큰 생선은 중금속 축적이 많기 때문에 이로 인한 알츠하이머병을 유발할 수 있으므로, 꽁치나 고등어 같은 DHA가 많이 함유된 뇌에 좋은 등 푸른 작은 생선이 좋다. 식물성 기름과 해산물을 풍부히 섭취하는 지중해식 식단도 좋다. 물도 매일 충분히 그러나 나누어서 마셔야 한다. 물이 몸에 좋다고 해서 한꺼번에 많이 마시면 신장에 무리가 와서 안 된다. 하루 종일 나누어서 마셔야 한다. 금연과 금주는 기본이다. 이렇게 까다롭게 식단 조절을 하는 이유는 병의 원인인 혈압과 당뇨, 콜레스테롤의 조절을 위해서다.

통계적으로 60세 이상의 노년기에는 마른 체형이 치매가 잘 오는 편이다. 그러므로 원칙을 지키면서 잘 먹는 것이 중요하다. 맛있게 잘 먹어야 한다. 치매 판정을 받게 되면 그때부터는 철저한 식단 관리보다는 골고루 잘 먹는 것이 우선시되어야 한다. 혈관성 치매가 오면 음식이 소화되는 과정에서 영양분이 체내에 흡수되는 효율이 떨어진다. 좋은 것을 먹어도 대부분 배설되고 만다. 환자가 싫어해도 골고루 잘 먹도록 하는 가족의 역할이 필요하다.

서구화된 식습관이 치매를 부른다. 동맥경화는 신경 써서 뇌혈관 질환 관리를 잘 해야 한다. 뇌의 혈관 진로를 방해하는 고지혈증 및 뇌경색을 발병시킬 수 있어 약은 물론 견과류나 등 푸른 생선 식물성 기름 등의 섭취가 뇌혈관에 효과를 주는 식품이다. '손은 밖으로 나와 있는 뇌'라고 한다. 우리 민족은 다른 민족보다 우수한 문화를 많이 보유하고 있다. 그중에 젓가락과 어릴 적 공기돌이 있다. 손가락의 소 근육을 많이 움직여서 두뇌가 우수하다.

예전에 어머니가 해주던 음식이 유난히 먹고 싶을 때가 있다. 잘 익은 새우젓으로 간을 맞추어 노랗게 부풀어 오른 뚝배기 속의 계란찜이다. 그래서 내가 해보았다. 그런데 그 맛이 아니라 아직 씻지 않은 절여 놓은 김장 배추처럼 짠 맛이다. 입맛만 버렸다.

지금은 주방이지만 옛날에는 부엌이었다. 아침과 저녁이면 아버지는 장작불을 지피고 어머니는 그곳에 된장국이나 찌개를 끓였다. 그러고 나면 화로에 불을 담아 할머니가 계시는 안방에 들여 놓았다. 우리는 할머니를 중심으로 화롯가에 앉아 할머니의 끝나지 않는 옛날이야기를 들었다. 매일 들어도 매일 재미있었다. 할머니와 아버지를 생각하면 마음이 아주 따뜻해지고 아지랑이 같은 그리움이 피어오른다.

치매국가책임제

치매국가책임제로 중증치매환자의 의료비 부담이 대폭 낮아졌다. 정부는 2017년 9월 치매국가책임제를 시행해 지난 2년 동안 치매에 대한 맞춤형 사례 관리, 의료 지원, 장기요양서비스 확대 등을 통해 치매 환자 및 그 가족의 부담을 덜어줄 수 있는 방안들을 추진해왔다. 보건복지부가 치매국가책임제 시행 2년을 맞아 발표한 그동안의 성과를 보면, 우선 치매에 대한 건강보험 제도 개선을 통해 중증치매질환자의 의료비 부담 비율이 기존 최대 60%에서 10%로 대폭 낮아졌다. 구체적인 내용을 보면, 치매 진단에 필요한 신경인지검사(SNSB, CERAD-K 등)는 2017년 10월부터 건강보험이 적용돼 SNSB(에스엔에스비) 검사는 상급종합병원에서 받을 때 30만~40만 원 내던 검사비가 15만 원 수준으로, CERAD-K(시이알에이디-케이) 검사는 20만 원에서 6만5,000원 수준으로 부담이 줄었다. 또 MRI(엠알아이 · 자기공명영상촬영) 검사는 지난해 1월부터 건강보험이 적용돼 전체 비용의 30~60%만 환자가 내게 되면서, 기본 촬영은 7만~15만 원, 정밀 촬영은 15만~35만 원으로 부담이 줄었다.

치매 환자의 경우 장기요양제도를 이용하는 경우가 많은데, 지난해 8

월부터 장기요양비 본인부담을 낮추고 본인부담 인하 혜택 구간을 확대해 장기요양과 관련된 부담도 낮아졌다. 이전에는 본인부담금 경감을 받지 못하던 건강보험료 기준 소득 하위 25~50%에 해당하는 사람은 장기요양 본인부담금의 60%만 부담하게 됐고, 건강보험료 기준 소득 순위가 25% 이하에 해당되는 이들은 본인부담금이 50% 부담에서 40%로 줄었다. 아울러 지난해 1월부터 '인지지원등급'을 신설해 그동안 장기요양서비스를 받지 못하던 경중치매환자도 장기요양 등급을 받아 주야간보호시설에서 인지기능프로그램을 이용할 수 있게 됐다.

인지지원등급으로 판정된 노인들은 지금까지 1만3천 명 정도다. 치매 조기 발견을 위해 66살 고위험군에게만 실시하던 국가건강검진에서의 인지기능장애검사는 지난해부터 66살 이상 전 국민이 2년마다 검사를 받도록 개편됐다. 치매 진료비 지원과 함께 복지부는 치매 환자에 특화된 치매전담형 시설도 확충하고 있다. 지난해부터 5년 동안 공립요양시설이 없는 지역 중심으로 치매전담실이 있는 공립시설 총 130개소를 단계적으로 신축할 계획이며, 현재 39개소가 공사 진행 중이다. 복지부는 또 치매 치료와 예방을 위해 치매의 원인과 진단·예방·치료 기술을 개발하는 연구에 2020년부터 2028년까지 9년 동안 2천억 원을 투입할 계획이다.

출처 : "치매국가책임제 2년…중증치매환자 의료비 부담 대폭 낮아져" 〈한겨레〉, 2019.09.19.

8. 뇌를 위한 아침밥 꼭 챙겨 먹어라

미래는 현재 우리가 무엇을 하는가에 달려 있다.
- 짐 비숍

오죽하면 금강산도 식후경

밥은 중요하다. 특히 아침의 한 끼는 다른 한 끼에 비해 하루를 시작하는 우리 몸에 에너지를 불어 넣어줄 소중한 한 끼다. 그런데 요즘 젊은이들은 이 아침을 거르는 이들이 많다고 한다. "원래 아침은 안 당겨서……."라며 말끝을 흐린다. 한 전문기관에서 실시한 아침식사를 거르는 학생의 비율 역시 고등학생은 16.8%, 중학생은 12.6%, 초등학생 4.2%로 나타났다. 이는 2015년 대비 고등학생의 경우 1.7%p, 중학생은 0.5%p, 초등학생은 0.3%p 높아진 수치다. 우리 아들은 아침을 안 먹으면 속이 쓰리다고 아침을 꼭 챙겨 먹는다. 그것도 정해져 있다. 소고기

미역국 아니면 누룽지 밥이다. 그래서 우리 집의 찬밥은 누룽지로 자주 둔갑한다. 나를 제외한 식구 모두가 누룽지를 좋아하니 누룽지가 남아 있을 때가 거의 없다. 참 이상하게도 핏줄과 누룽지 식성까지도 대를 이어 닮는 까닭은 무엇일까?

우리 사회에 복지 논쟁이 본격화된 것은 사실 얼마 되지 않는다. H 정치인은 아이들 밥그릇을 빼앗아 민심을 잃었다. 2010년 말 오세훈 당시 서울시장이 무상급식 문제로 시의회와 갈등을 빚기 시작하면서였다. 예산 의결권은 시의회에 있고 당시 전면 무상급식을 주장한 민주당이 다수였기 때문에 시장도 막기 어려웠다. 결국 그는 주민투표에 정치생명까지 걸었지만 투표율 미달로 이듬해 사퇴했다. 급식 문제에 시장직까지 건 것은 과했다는 지적이 있지만 다다익선 복지 논쟁에 불을 지핀 것은 공이라면 공이다.

두 분 모두 간절히 정치를 원하지만 정치에서 멀어진 것을 감안하면 이렇듯 밥은 우리 인생에서 없어서는 안 되는 꼭 필요한 소중한 끼니임에 틀림없다. 누군가가 사망하면 "그분 숟가락 놓았다."라고 하는 뜻도 결국은 다시는 밥을 먹을 수 없음을 말하는 것 아닌가.

시대의 변화를 제대로 읽어야 성공한다. 복지는 이제 경쟁이 아니고 첨예한 논쟁 끝에 얻은 보물과도 같다. 우리나라 복지 지출은 경제협력

개발기구(OECD) 회원국 중 하위권에 머물고 있다. 또 노인 복지는 단연 꼴찌이므로 복지 예산은 계속 늘려야 한다. 현실적 문제는 지난 3~4년 간 복지 지출이 OECD 국가들 중 가장 빠르게 늘어왔다는 데 있다. 특정 부문 지출이 급증하면 국가 재정에 과부하가 걸리는 것이 불가피한 만큼 국민의 이해를 구하고 합의를 도출하는 노력은 반드시 필요하다. 최근 복지 논쟁이 계속되면서 국민들도 이를 이해하기 시작했다. 기초연금과 국민연금에 대한 논쟁은 더없이 좋은 기회라고 생각한다. 미래 세대까지 이어지는 문제이기 때문이다. 복지는 결코 대중주의가 아닌 시대의 과제 이므로 복지 논쟁은 앞으로도 많을수록 좋다고 생각한다.

우리 몸은 수면 중에 체온이 1℃ 정도 내려가는데 체온이 떨어지면 뇌 활동도 떨어진다. 따라서 뇌 활동을 끌어올리기 위해서는 수면 중에 떨 어진 체온을 올려주어야 하는데 몸의 준비를 해주는 것이 아침밥이다. 젊을 때는 아침밥의 소중함을 깨닫기가 쉽지 않다. 밥을 먹느니 차라리 잠을 더 잔다고 얘기한다. 나이가 들어감에 따라 아침밥을 거르면 활동 력이 떨어진다는 것을 몸으로 느낀다. 또 아침밥을 거르면 점심은 과식 으로 이어질 수 있으므로 비만에도 좋지 않다. 에너지가 부족해진 우리 몸은 활동을 대비한 우리 신체의 준비가 불충분해진다. 특히 포도당을 가장 많이 필요로 하는 뇌 활동이 떨어져서 지적 활동이 둔해진다. 아침 밥을 먹지 않으면 정서가 불안해지며 혈당이 내려가 혈당을 높여줄 필요가 있다. 즉 아침밥으로 먹는 탄수화물이 혈당량을 높여 생리적으로 안정 상태가 유지되어야 편안한 마음으로 무엇이든 할 수 있게 된다. 음식물을 분해해서 에너지를 만들고 대사활동을 촉진하는 부신피질 스테로이드 호르몬은 밥을 먹을 때 조금씩 나온다. 그러나 식사 습관이 불규칙하거나 간식을 불규칙하게 먹는 사람들은 그때마다 부신호르몬이 분비되어 신체의 리듬이 깨지고 정서적으로도 불안정해진다.

우리 몸의 에너지원은 포도당이다. 포도당은 밥이나 빵의 탄수화물 속에 있는 당을 분해해서 포도당으로 만들고 이것은 우리 뇌의 에너지원이 된다. 혈액을 통해서 공급을 해주는 것이다. 우리 몸에 포도당이 저장되는 시간은 12시간이다. 아침을 먹지 않으면 뇌의 에너지원이 고갈되어 뇌가 발전을 않는다.

아침은 생략하고 점심은 간단히 해결한 사람들은 대개 저녁 식사에 과식하게 마련이다. 한꺼번에 먹는 많은 양의 식사가 활동을 별로 하지 않는 저녁 시간대에는 지방이나 탄수화물과 같은 영양소를 축적시켜 비만을 초래한다.

아침이나 낮 동안에는 음식물을 섭취해도 축적 가능한 영양분이 활동에 필요한 에너지로 소모되어 축적되는 일이 적다. 특히 한창 성장기에 있는 청소년이나 육체 및 정신노동자들은 그만큼 에너지 소비가 많기 때문에 균형 있는 영양의 아침식사가 꼭 필요하다. 다만 비만이나 비만의 위험이 있는 이들은 탄수화물이나 지방 위주의 식단보다는 이들 영양소 외에 단백질이나 신선한 과일과 야채 등으로 필요한 영양을 공급하고 공복감을 해소하면서 하루를 시작하는 것이 좋다.

최근 미국 미네소타 대학 연구진이 5년에 걸쳐 15세 이하 청소년 2,215명을 대상으로 식습관, 몸무게 및 기타 생활 스타일을 추적 조사한 결과 규칙적으로 아침식사를 하는 10대들의 체질량지수(BMI)가 그렇지 않은 청소년에 비해 더 낮았으며 약 2.3kg정도 몸무게가 적은 것으로 조사되었다. 이 대학 연구진들은 "아침을 먹게 되면 하루 동안의 식욕을 통제할 수 있어서 점심이나 저녁 때 과식을 피할 수 있게 되어서 과체중이 방지될 수 있으며 더 건강한 삶을 영위할 수 있다."라고 설명했다.

뇌의 활동이 극대화되고 건강을 유지할 수 있는 에너지

다른 건강에도 마찬가지이지만 특히 두뇌 건강에는 아침을 꼭 먹어야 한다. 아침을 거르는 것이 건강에 좋다는 잘못된 생각을 가진 사람들이 있다. 그러나 이 같은 생각이 옳지 않다는 것은 이미 의학적으로 입증된 사실이다. 아침식사가 두뇌에 미치는 영향을 살펴보면 쉽게 이해가 된다. 뇌는 심장보다 3배의 에너지를 소모한다고 한다. 뇌는 엉켜진 실타래처럼 신경세포 시냅스가 복잡하게 얽혀 있다. 하루에 정신 활동 즉 뇌를 움직이기 위해서 드는 에너지는 정신 활동의 정도에 따라 다르지만 대부분 약 400kcal 정도 된다. 심장보다 세 배나 되는 에너지를 소모하고 있는 셈이다. 이런 사실로 볼 때 뇌가 얼마나 많은 일을 하고 있는가를 알 수 있다. 실제로 뇌신경세포의 수는 수천 억 개에 달한다. 이처럼 많은 신경세포와 회로를 활성화시켜서 두뇌 활동을 하는 데는 당연히 많은 에너지가 필요하다.

특히 당뇨병을 가지고 있는 경우라면 밥을 먹지 않고 일할 때 손발에 힘이 빠져 일을 못하는 것은 물론 뇌에 에너지가 부족하게 되면 뇌신경세포의 기능이 일시적으로 마비되어 정신을 잃고 쓰러지는 경우도 있다. 그래서 당뇨 약을 복용하는 환자들을 대상으로 주머니에 꼭 사탕이나 초콜릿 등 당분이 함유된 간식을 넣고 다니라고 교육한다. 주머니뿐만 아니라 자신이 머무르는 공간 어디에든지 놓아두어야 한다. 자동차 안에도 침대 머리맡에도 주방에도 화장실에도 저혈당용 간식은 늘 있어야 한다. 잠을 자는 것도 에너지 소모가 적긴 하지만 뇌를 비롯한 신체의 각 장기는 계속 활발한 신진대사 활동을 하면서 에너지를 소모한다.

아침을 먹으면 지적 활동에 더 좋고 장수한다고 한다. 미국 매사추세츠 병원의 머피(Murphy) 박사는 소아과 전문지에 발표한 연구보고서에서 학교의 무료 조식 프로그램에 참가한 초등학교 학생 133명을 대상으로 실시한 조사 결과 전반적으로 성적이 좋아진 것으로 나타났다고 보고하였다. 머피 박사는 이들 학생들이 특히 출석률과 산수 점수가 좋아졌다고 보고하였다. 따라서 두뇌를 많이 사용하는 학생들은 아침식사를 꼭 해야 할 뿐만 아니라 규칙적인 식사 습관을 갖도록 하는 것이 좋다.

또한 미국 캘리포니아에서 생활 습관을 조사했더니 아침식사를 매일 하는 사람들이 하지 않은 사람보다 지적 활동이 왕성하고 오래 산다는 결과가 나왔다.

어릴 때의 영양 상태와 습관이 중요한 것과 마찬가지로 하루를 시작하는 아침에 적절한 식사를 하면서 활기차게 하루를 준비하는 당신은 이미 건강을 예약한 것이다.

내가 처음 사회에 입문했을 당시 면소재지까지 운행하는 버스가 하루에 2대밖에 없었다. 아침 6시 40분 첫차와 저녁 7시 50분 막차다. 당연히 나는 두 버스를 이용하여 출퇴근하였고 버스를 놓치는 일은 없었다. 왜냐하면 놓치면 큰일이니까. 그 당시엔 면소재지에 택시도 없었다. 그렇다고 그 밤에 1시간을 걸어서 집으로 간다는 것은 있을 수 없는 일이었다. 걸어가려면 공동묘지 고개를 넘어서 가야 하니까. 심지어 전화도 없었다. 비가 많이 내리는 날이면 버스가 운행을 하지 못했다. 그러면 아버지가 경운기를 가지고 면소재지까지 마중을 나오셨다. 그렇게 일찍 나오는데도 꼭 아침밥은 먹고 출근했다. 설이 가까워오거나 지나는 무렵이면 떡국을 좋아하는 나의 식성에 따라 어머니는 아침으로 떡국을 끓여주었다. 저녁은 말린 생선을 넣고 들기름을 살짝 넣고 끓인 김치찌개를 해주셨다. 퇴근하여 내가 너무 맛나게 저녁을 먹으니까 아버지는 저녁을 드셨음에도 불구하고 엄마한테 부탁하곤 했다. "여보, 나도 밥 한 그릇 갖다 줘. 인숙이가 너무 맛있게 먹으니까 나도 먹고프네."가 단골 멘트였다. 여름이면 보리를 섞은 밥에 알맞게 익은 열무김치와 고추장과 들기름을 살짝만 넣고 비벼주는 저녁밥은 그야말로 환상적으로 맛있었다.

뇌세포를 움직이는 에너지원은 포도당이다. 뇌세포를 움직이려면 탄수화물 섭취가 필수다.

이처럼 많은 뇌신경세포를 움직일 수 있는 에너지원이 다름 아닌 밥으로 생기는 포도당이며 단백질과 지방은 신경전달물질을 만드는 원료가 되고 있다. 따라서 하루를 시작하는 아침에 적절한 당과 단백질, 지방 섭취를 통하여 각종 신경전달물질을 만들어 대비해놓아야 하루 종일 뇌의 활동이 극대화되고 건강을 유지할 수 있게 된다.

이런 점에서 격무에 시달리는 직장인들이나 공부하는 학생들을 포함한 현대인들에게 있어 하루를 시작하면서 아침밥을 거르지 않고 잘 먹는 것은 무엇보다 중요하다고 할 수 있다. 만약 아침을 거르고 점심까지 기다린다면 장시간의 공복은 우리 몸 특히 두뇌에 큰 부담이 된다. 직장인이나 수험생들을 포함한 상당수의 사람들이 아침밥을 거르고 점심도 간단히 패스트푸드로 해결하는 경우가 많다. 이런 식습관이 오래 가면 건강에 좋지 않은 영향을 미친다.

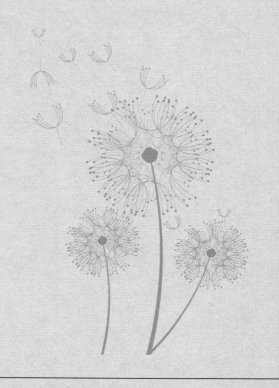

5장 **치매, 당신도 예외일 수 없다**

1. 치매, 당신도 예외일 수 없다

세월은 누구에게나 공평하게 주어진 자본금이다.
이 자본을 잘 이용한 사람에겐 승리가 있다.
- 아뷰난드

효도는 살아계실 때

누구도 걸리고 싶지 않지만 누구나 걸릴 수 있는 병, 치매다.

어린 시절 할머니 뒤를 따라 걸었다. 산길이었다. 산허리를 몇 번을 돌아 도착한 곳은 고모집이었다. 할머니와 함께 대문에 들어서면 고모는 버선발로 나와 나를 안아주었다. 어리디 어린 것이 할머니를 따라 산길을 돌고 돌아 고모 집에 온 것이 아마도 대견해서 그랬을 것이다. 고모는 커다란 바지락으로 국을 끓여 밥상을 내왔다. 어린 나이에도 불구하고 바지락국이 시원하다는 걸 느낄 만큼 맛있었다. 고모는 내가 좋아하는 청포도 사탕도 오빠들의 거센 욕심에도 불구하고 사수하여 나에게 주었다. 그뿐만이 아니라 엄마가 뜨게실로 떠서 입혀준 분홍색 스웨터 호주머니 가득 청포도 사탕을 채워주셨다. 그런 고모가 한마디 말도 없이 쓰러져 돌아가신 날 나는 한없이 울고 또 울었다. 지금 생각해보니 고혈압을 치료 받지 않아 합병증으로 쓰러지신 거다. 봄이 오는 길목을 걷노라면 산허리 살구꽃 봉오리가 연분홍빛으로 부풀어 올라 있다. 바야흐로 지금은 꽃이 피고 새가 우는 계절 봄이다. 커다란 모란꽃 위에 이슬이 맺혀 아침햇살을 받아 반짝이면 나도 모르게 눈물이 흐른다.

우리 할머니는 93세에 돌아가셨다. 1981년이었다. 조금만 더 사셨어도 내가 엄청나게 잘해 드렸을 텐데……. 많이 아쉽다. 우리 할머니는 돌아가실 때까지 건강하셨다. 그 당시 다른 며느리들이 시어른 병간호하느라 고생하였던 것에 비하면 우리 어머니는 그런 고생은 안 하셨다. 우리 할머니가 그렇게 건강하셨던 것은 육식을 즐겨하지 않으시고 계란찜과 조기찜 등 각종 나물들로 구성된 식단 덕분이 아니었을까 생각한다. 봄이 오면 아버지는 높게 매달려 있는 가죽 나물을 따오셨다. 그러면 엄마는 나물을 삶아서 씨간장에 무쳐주었다. 깨소금의 고소함과 가죽나물 특유의 향기가 어우러져 말로 표현하기 힘든 맛의 향연이 입안에서 펼쳐지는 순간이었다. 그리고 우리들에게 들려주시던 전래동화가 기억을 더욱 강화시켜주었을 것이다. 하루도 안 거르고 들려주시던 할머니의 옛날이야기는 지금의 그 어떤 드라마보다 재미있고 그 어떤 영화보다 스릴이 넘쳐 주먹 쥔 손에 땀이 스며 있었다.

　지금의 젊은 엄마들에게 할머니와 함께 살던 그 아름답고 고귀하던 시절의 소중한 추억을 탤런트 신구 선생님의 말을 빌어서 "니들이 그 추억의 맛을 알아?"라고 들려주고 싶다.

　지금 만약에 할머니가 그렇게 해준다면 아이들은 어떻게 반응할까? 아마도 "재미없어." 하고 돌아서서 스마트폰을 터치하거나 텔레비전 리모컨의 프로그램 사냥으로 방향을 바꿀 것이다. 먹이를 찾아 산길을 헤매는 하이에나처럼 내가 보고 싶은 프로그램을 찾아 헤매던 젊은 날의 나를 뒤돌아보며 씁쓸하게 웃는다. '그때 좀 더 치열하게 살았어야 했는데…….'

　누구나 예외가 없는 치매 예방을 위하여 무엇을 먼저 해야 할까? 정해진 길 위를 안전하게 걷기도 버겁지만 이제 더 이상 미룰 수 없다.

　먼저 질병 관리부터 해보자. 혈압 약을 복용하고 있는 사람은 정상 혈압 유지뿐 아니라 심뇌혈관 관리에도 심혈을 기울여야 한다. 정상 혈압을 유지하는 일은 치매 예방의 첫걸음이다. 평소 혈압을 자주 측정하고 혈압이 높은 경우 전문의와 상의해서 적절한 치료를 지속적으로 받아야 한다.

　당뇨병은 당뇨의 진행을 억제하면 혈관 질환이나 뇌졸중이 치매로 발전하는 것을 막을 수 있다. 정상 혈당을 유지함으로써 혈관성 치매를 예방하는 것이 중요하다.

높은 콜레스테롤 수치는 고혈압, 당뇨병 같은 질환과 함께 뇌혈관의 동맥경화를 초래하여 혈관성 치매를 일으킬 수 있으므로. 혈액 검사를 통해서 수치 확인 및 적절한 치료가 필요하다. 아무리 강조해도 지나치지 않은 것이 건강이다. 적절한 검사로 질병을 조기에 발견하고 초기에 치료함으로써 나의 건강을 사수하자.

운동은 종류나 시간에 얽매이지 않고 좋아하는 운동을 지속적으로 하는 것이 중요하다. 특히 내기 시합 등은 건강을 위하여 하는 운동에 적절하지 않다고 할 수 있다. 일부러 운동할 여건이 안 될 때는 일상생활에서 승강기 대신 계단 이용하기라든가 가까운 거리는 걸어서 이동하기 등도 좋은 방법이다. 운동 전후에는 준비 운동과 정리 운동을 하는 것도 중요하다.

치매를 예방하기 위하여 빼놓을 수 없는 것이 식습관이다. 편식을 하지 않고 모든 종류의 음식을 골고루 섭취하고 특히 다양한 색의 음식 섭취가 좋다. 건강에 좋은 음식을 먹는 습관은 뇌의 노화와 기억력 감퇴를 막아주며 치매 발병을 억제할 수 있다.

생활 습관은 건강뿐만 아니라 적절한 시간 활용과 업무의 효율적 관리 차원에서도 꼭 필요하다. 직장 생활이나 각종 모임 등에서 빠지지 않는 음료가 술이다. 장기간의 과음은 뇌신경세포의 세포막 손상으로 치매의 발생을 촉진하므로 혈액 속의 산소량을 줄여 뇌신경세포의 활성화를 막는 담배만큼이나 해롭다. 또한 고혈압이나 심장병 같은 성인병의 원인이 되어 치매를 일으킬 확률을 높게 만들기도 한다.

늘 바쁘게 움직이는 당신에게 즐겁게 할 수 있는 일이나 취미 생활을 하도록 권한다. 다양한 흥미와 관심을 가지고 일이나 취미 생활을 오래 할수록 뇌 활동에 자극을 주어 치매 예방에 도움이 된다. 새로운 활동이나 새로운 사람들과의 만남으로 함께하는 시간들을 즐김으로써 삶의 의욕을 높이고 신체 및 정신의 노화를 예방하는 효과를 가질 수 있다.

2. 치매와 건망증의 차이

> 때가 오면 모든 것이 분명해진다. 시간은 진리의 아버지이다.
>
> - 타블레

나는 나의 기억을 신뢰하지 않는다

초기에 발견되어도 완치할 치료법이 없다고 여겨 걸리면 끝인 병으로 생각하는 치매는 50대를 넘어서면서 늘어나는 건망증으로부터 시작된다. 이 현상은 어쩔 수 없이 받아들이면서도 날이 갈수록 해가 갈수록 더해가고 심해지는 증상에 점점 불안해진다.

흔히들 이야기한다. 치매는 잃어버리는 것이고 건망증은 잊어버리는 것이다. 맞는 말이다.

젊은 층부터 노년층까지 다양한 연령층이 건망증 때문에 고민을 하고 혹시 치매의 위험성은 있지 않은가 걱정한다. 건망증과 치매를 결정적으로 구분할 수 있는 방법 중 하나는 치매를 걱정하고 인정하는지 그 여부와 관련성이 있다. 치매를 암시하는 건망증은 과거가 아니고 최근이나 방금 전의 기억을 잊어버린다. 증상이 심한 치매 환자일 경우라도 오래된 과거의 기억은 생생히 기억하는 경우가 허다하다. 중등증의 치매를 앓고 있는 E 어르신은 62년 전 자신의 혼례식 날 먹은 저녁이 무엇이었는지를 기억하고 이야기한다.

실제로 치매에 가까운 사람들의 경우 고집이 매우 세지면서 자신은 절대 치매가 아니고 기억력에 문제가 없다고 우기는 이들이 많다. 뿐만 아니라 단순한 기억력의 저하만이 아닌 무표정, 무감동 등의 증상도 동반된다. 그래서 기억력에 문제가 생긴 것 같다고 인지하고 치매는 아닐까 걱정하는 이들은 대부분 치매가 아닌 경우다. 반대로 진짜 치매 환자의 경우, 대개 자신은 문제가 없다고 생각하며 치매에 치 자만 나와도 거부 반응을 보인다. 그럴 경우 가족이나 주변 사람에 의해 병원을 찾는 경우가 대부분이다.

K 어르신은 알츠하이머 치매 진단을 받았다. 경로당에 출장 나가서 실시한 치매 조기 검진에서 인지 저하가 나와 2차 세라드케이(Cerad-K) 검사를 의뢰했으나 본인이 완강히 거부하였다. 자신은 치매가 절대 아니라는 것이다. 아직은 기억력도 정상이고 옛날 옛적 소소한 추억까지도 모두 기억한다면서 장황하게 예전 기억의 퍼레이드를 펼치었다.

우리는 가족을 설득했다. 다행히 가족 중 아들이 치매라서 검사하는 것이 아니라 치매 예방을 위하여 하는 검사라고 설득해서 2차 검사가 가능해졌다. CT 촬영까지 마친 결과 알츠하이머 치매로 나왔다. 그러나 K 어르신은 아직도 자신이 치매가 아니라고 주장한다. 현재 드시고 있는 약은 치매 예방약인 영양제라고 가족들이 말해 뇌 영양제인줄 알고 드신단다. 그리고는 자신은 그저 건망증이 다소 남들보다 심하다고 여기고 있다.

우리 아버님의 기억력은 뛰어나셨다. 동네 대소사를 거의 기억하셨다. 아버님의 머릿속엔 오늘은 영식이네 제사, 내일은 영자엄마 생일, 모레는 진숙이 할아버지 제사……. 이런 기억들이 항상 있었다. 심지어 아나운서 이금희, 정은아가 몇 년생인지 언제 회사에 입사했는지도 기억하셔서 동네분들이 궁금한 것은 아버님한테 물어보았다. 나는 아직까지 집안의 제사를 모른다. 아버님이 알고 계시니 때가 가까워오면 "아버님, 할아버지 제사가 올해는 며칠이에요?" 하면 금방 알려주신다. 그렇기 때문에 어딘가에 메모해두는 걸 안 했다. 왜냐하면 나는 어디다 메모해두었는지도 잊어버려서 메모할 필요가 없다.

그런데 이제는 반드시 기억할 만하고 잘 보이는 곳에 메모를 해두어야 한다. 그 이유는 아버님이 기억을 잃어버리셨기 때문이다. 엔터만 누르면 답이 나오던 아버님의 기억은 치매라는 명사로 인하여 점점 잃어가고 있다. 퇴근 후 아버님과 식탁에 마주 앉아 저녁을 먹으며 막걸리 한잔이나 두 잔을 주고받으며 나누던 이런저런 사람 사는 이야기도 요즘은 하기가 힘들어졌다. 아버님은 주로 누워 계시려고만 한다. 간신히 꼬여서 일으켜 식탁에 앉혀 놓고 이런저런 이야기를 할라치면 이제는 소리를 지르신다. 치매란 병이 점점 더 깊어지는 것이다. 어려운 시절 힘들게 살아오신 아버님이 오래오래 건강하게 100세 이후까지 사시기를 간절히 바라는 마음이다. 우리 가족 모두가.

가끔 리모컨을 냉장고에서 찾았다거나 가스 불 켜놓은 것을 잊고 외출하는 등의 경험을 하곤 한다. 이 때문에 자신의 건망증이 심하다고 생각해 혹시나 치매가 오는 건 아닐까에 대한 걱정을 한다. 불 위에 올려 둔 찌개를 잊어버리거나, 리모컨을 어디에 두었는지 기억하지 못하고 약속 날짜를 잊어버리는 등 이처럼 무엇인가를 깜빡 하는 일은 남녀노소 누구에게나 있는 현상이다. 이러한 현상은 나이가 들수록 더욱 자주 나타난다는 것이다. 그 이유는 뇌의 정보 처리 속도가 느려지고 학습 능력이 저하되기 때문이다. 기억력이 점차 감소되는 것이 느껴지면 혹시 내가 치매가 아닐까 은근히 걱정된다. 그렇다면 건망증과 치매는 어떻게 구분해야 하나.

건망증의 경우 최근의 일을 지난 일에 비해 잘 기억한다. 지난 일에 대하여 자세한 부분을 기억하지 못할 뿐이지 전체적인 것은 기억하고 있는 것이 대부분이다. 누군가가 조금이라도 귀띔을 해주면 대부분 잊었던 사실을 기억해낸다. 반면에 치매 환자의 경우에는 이를 하나도 기억하지 못하며, 옆에서 알려주더라도 결국 기억해내지 못한다. 하지만 단순한 건망증으로 보이는 경우에도 횟수가 늘어나거나 정도가 심하다면 치매 초기 증상일 수 있으므로 보건소의 치매안심센터를 찾아 검사를 받아보아야 한다.

치매는 뇌세포가 죽거나 활동이 둔화하여 발생하는 것으로 발병하면 조금 전에 자신이 했던 행동을 깜빡하는 것으로부터 시작하여 시간 관리가 점차 힘들어진다. 또한 감정표현이나 판단에도 차질을 빚으며 자신에게 다가오는 현실을 점점 인식하지 못하며 인지 기능을 잃어간다. 많은 사람들이 자신에게도 다가올까 봐 걱정하고 두려워하는 치매지만 평소의 작은 노력만으로도 예방이 가능하다.

무엇인가를 읽고 쓰고 배우는 학습이 중요하다

치매와 건망증의 증상은 어떻게 다를까? 건망증의 경우 기억력이 저하되는 증상이 주로 나타나지만 판단력에 문제가 생기거나 인지적인 기능에 문제가 나타나지는 않는 특징이 있다. 치매는 유전자에 문제가 발생함으로 인해 단백질의 성질 변화가 일어나고 그것이 반영되어 나타나는 질병이다. 치매의 경우 기억력이 저하되는 것뿐만 아니라 길이나 공간에 대한 판단이 떨어지는 시공간 파악 능력 장애, 언어 능력의 저하, 판단력의 저하, 계산 능력 저하, 성격의 변화, 감정의 변화 등 다양한 증상들이 동반되는 특징이 있다.

가방끈이 길수록 치매가 생기는 확률이 적어진다. 그러면 어떻게 만회해야 할까? 평생 학습을 하면 된다. 누차 이야기했지만 무엇인가를 읽고 쓰고 배우면 그것이 학습이다. 치매는 노령일수록 여자가 남자보다 두 배 더 많이 발병한다. 억울하지만 사실이다.

평소 치매를 예방하기 위하여 자신에게 알맞은 운동을 정해 매일 꾸준하게 하는 것이 중요하다. 이를 통해 신체의 신진대사를 활발하게 하여 신체와 정신 모두 건강하게 유지하는 데 도움이 된다. 또 담배는 반드시 금연해야 하는데, 그 이유는 흡연으로 인해 동맥경화 위험성이 높아지고 이는 혈관성 치매와 연결될 수 있기 때문이다. 술 역시 뇌와 뇌신경에 악영향을 미치기 때문에 과도한 음주를 하는 생활을 지속하게 되면 알코올성 치매가 나타날 수 있어 술을 줄이는 것이 바람직하다고 할 수 있다. 이외에도 비만하지 않도록 체중 관리에 신경을 써야 한다. 이는 뇌혈관이나 심혈관에 좋지 않은 영향을 미치기 때문이다. 건강한 체중 관리를 위해 평소 염분이 많은 음식이나 콜레스테롤 함유량이 높은 음식은 피하고 다양한 영양소를 골고루 섭취하려는 노력이 필요하다.

지하철을 타보면 정말 노령인구가 급격히 증가하는 것을 느낀다. 우리는 그분들에게 어떻게 삶의 도움을 줄 것인가를 고민한다. 이것이 복지지출이다. 복지제도는 점점 좋아지지만 재정이 문제다. 해결책을 찾기가 어렵다. 어디서 나오는가?

자본주의 국가에서 돈은 아무도 그냥 내놓지 않는다. 큰돈뿐만 아니라 작은 돈도 마찬가지다. 돈 제일 많이 버는 기업들이 자기들 기업 물건 구매해줘서 고맙다고 노령인구를 위해 떡하니 통 크게 기부할 일은 120프로 발생하지 않는다. 결국 자본주의는 시스템적으로 징수하는 세금으로 충당하여야 한다.

태양은 두 번 아름답다. 해가 뜰 때와 해가 질 때이다. 해가 뜰 때는 금세 떠 버린다. 그런데 질 때는 하염없이 느적느적 진다. 우리 인생도 마찬가지다. 태어날 때는 환영과 축복 속에 탄생한다. 그러나 죽을 때는 3가지의 고통이 온다. 아프고 친구가 없고 돈이 없다.

치매는 하나의 행위보다 과정이 기억나지 않는 것이다. 조리를 하려고 가스 불을 켜놓았다가 끄는 것을 깜빡하는 것은 누구나 있을 수 있는 건망증이다. 그러나 맛있는 김치찌개나 된장찌개를 끓이려는데 평소에는 잘 하던 그 프로세스(과정)를 잃어버렸다면 그것은 이상한 행동이다. 우리 모두는 병에 대한 인식이 없는 사람이 되지 않기 위하여 열심히 배우고 익히며 운동하는 노력을 아끼지 않아야 한다.

치매의 종류 5 : 가역성 치매

가역성 치매란 완치가 가능한 원인에 의해 발생한 치매를 말하며 전체 치매의 5~10%가 이에 해당되는 것으로 알려져 있다.

치료가 가능한 질환에 의한 치매라 할지라도 적절한 시기에 치료를 하지 않으면 뇌에 되돌릴 수 없는 변화가 생겨 원인 질환을 치료하여도 치매 증상이 좋아지지 않을 수 있다. 그러므로 치매 증상을 보일 때는 빨리 전문 병원을 찾아 정확한 진단을 받는 것이 중요하다.

가역성 치매의 대표적인 원인 질환에는 우울증에 의한 가성 치매, 정상압 뇌수두증, 뇌종양 및 만성 경막하 혈종, 감염성 질환, 내분비 질환, 결핍성 질환, 알코올 중독, 약물과 연관된 치매 등이 있다.

출처 : 보건복지부 중앙치매센터 홈페이지

3. 내 인생에 치매란 없다

당신 마음에서
옳다고 생각되는 행동을 하라.
- 엘레노어 루즈벨트

우아한 노년은 그냥 오지 않는다

대한민국은 고속 성장한 나라다. 그러다 보니 원하든 원치 않든 여러 가지 부작용도 접하게 된다. 정권이 특정 기업과 결탁하고 육성한 결과 그 기업들이 이제는 덩치를 주체하기 힘든 대기업이 되어 서민들의 생활 터전이던 골목상권에까지 손을 뻗어 이미 골목도 그들의 차지가 되어버렸다. 개인으로서는 작은 가게라도 꾸리기가 쉽지 않아졌다. 우리 부모님들은 골목이나 시장에서 주로 생활필수품을 조달하거나 조달 받았는데 이제는 대형마트나 인터넷을 통해서 모든 게 이루어진다. 젊은이들이야 별 문제가 없지만 부모님 세대들은 모든 것이 스트레스와 연결된다.

병원을 가도 혼자서는 찾아다니기가 어렵다. 그런 면에서는 젊은 사람도 어려워한다. 그것도 스트레스다. 그럴수록 우리는 잘 먹고 잘살아야한다. 식단도 균형 잡힌 식단이 필요하다.

우리 부모님들은 누구의 힘도 빌리지 않고 치매 없는 건강하고 우아한 노년을 살고 싶어 한다. 위하여 스트레스를 받지 말고 이기고 살아보자고 생각하지만 이 또한 쉽지 않다. 조기 치매 발견이 어려운 것은 자녀들은 바쁘다는 핑계로, 연로한 배우자는 '나이 들면 다 그렇지 뭐.'라며 무심히 지나쳐버리는 탓에 병을 키운 안타까운 상황이 많다. 치매는 조기에 발견하면 미래가 크게 달라진다. 치매를 상담하고 관리해주는 한 사람으로서 안타까움을 넘어 고통스러울 때도 종종 있다.

현대 의학이 발전하면서 치매는 원인에 따라 완치가 가능하기도 해졌다. 퇴행성 치매도 조기에 발견하면 적절한 약물로 진행을 완화시킬 수 있다. 게다가 완치를 목표로 하는 많은 신약들도 개발되고 있다. 따라서 앞으로의 조기 진단 및 치료가 매우 중요하다.

나의 건강하고 우아한 노년을 한번 상상해보자. 그리고 실천해보자. 방법은 간단하다. 운동 잘하고 균형 있게 영양소를 섭취하면서 스트레스를 받지 않으면 된다. 거기다가 경제적인 자유까지 있다면 금상첨화라 아니할 수 없다.

사회가 발전할수록 당면하는 두 가지 현상이 있다. 첫째, 인구의 고령화이고 둘째, 전통적인 가족 개념의 해체이다. 이제는 사람들이 죽기도 어렵다. 아프면 현대의학이 고쳐놓는다. 지금 60인 어르신들은 100세를 살고 50인 사람들은 110세를 산다. 이제까지 반세기를 살았는데 또 반세기를 살아야 한다. 어쩌면 40대들은 120세를 살 수도 있다. 사회보장제도는 아직 준비 중인데 인간의 수명은 자꾸만 늘어난다. 이제는 국방비보다 교육비와 사회복지비가 주류를 이루어야 하는 이유다.

예전의 우리 가족은 대가족이었다. 밥을 먹을 때는 조부모님이나 아버지를 중심으로 장남이 함께 식사했고 나머지는 어머니와 함께 두레반상을 놓고 먹었다. 우리 집도 그랬다. 할머니와 아버지, 큰 남동생이 사각의 상에서 먼저 식사를 시작하면 우리는 두레반상에서 먹었다. 어머니는 숭늉이나 기타 할머니와 아버지가 더 찾는 반찬을 위하여 항상 문 앞에 쪼그리고 앉아 밥그릇도 방바닥에 놓고 먹었다. 우리는 할머니가 드시는 밥상을 바라보며 천천히 밥을 먹었다. 왜냐하면 할머니가 드시는 밥상에는 생선이나 계란찜 같은 우리 밥상에 없는 반찬이 더 있었다. 엄마는 빨리 밥 먹으라고 재촉했다. 반쯤 먹으면 할머니가 생선과 계란찜을 우리 밥상으로 내려 보내 주셨다. 그러면 우리는 맛있게 먹는 것으로 할머니께 보답해 드렸다. 그릇은 언제나 깨끗이 비워져 있었다.

세계적인 경제 대국의 반열에 오른 우리나라는 생활 수준은 높아졌지만 서로의 독립된 생활을 중시하는 라이프 스타일이 이제는 보편화됐다.

노인 부부와 자녀가 따로 사는 것이 일상화됐다. 아이러니하게도 이 같은 현상은 치매와 연관성이 있다. 고령화는 치매의 주요 원인이고 노인 부부 세대와 독거노인의 증가는 치매의 조기 발견을 어렵게 한다.

대부분의 가정이 부모님은 시골에 거주하고 부부는 도시에 살면서 1년에 몇 번씩 시골집에 내려온다. 기껏해야 하룻밤이나 이틀 밤 자고 가는데 그동안에 부모님의 상태를 살펴 전조 증상 여부를 확인하기는 어렵다. 증세가 다양하게 나타날 수 있고 나이 먹으면 그렇지 뭐 하면서 지나가버리기 일쑤다. 평소와 달리 기억력이 떨어지거나 같은 질문을 여러 번 반복하거나 언제나 설레는 마음으로 기다리게 하던 어머니의 음식 맛이 변했다면 치매 조기검진을 해봐야 한다.

부모님의 행복이 곧 나의 행복

최근에는 스마트폰을 통해 치매를 간단히 테스트할 수 있는 다양한 프로그램들이 개발되어 있다. 온 가족이 모여서 게임 삼아 즐기며 검사해 보면 좋을 것이다. 검사 결과 인지 저하가 나타나거나 집안일이 서툴러지고 이유 없이 의심이 늘며 이전과 다른 성격을 보인다면 부모님을 모시고 서둘러 가까운 보건소를 찾아야 한다. 언제나 변함없이 나의 정서적 지지자가 되어 주고 늘 자식의 미래를 위해 아낌없는 버팀목이 되어 주었던 부모님의 행복하고 건강한 미래를 위해 이제는 우리가 치매 국가책임제와 함께 사랑목이 되어 드리면 어떨까?

부모님의 행복함이 곧 나의 치매 없는 인생에도 영향을 미치지 않을까? 그동안 노인 장기요양보험제도가 시작되어 가정의 효가 사회의 효로 전환되어 10여 년이 흘렀다. 자녀가 부모를 봉양하는 시대가 아니라 사회복지 시설이 봉양해주는 것이다. 물론 국가의 지원이 따르지만. 치매국가책임제와 대통령 공약인 문재인 케어의 영향으로 요양시설에 대한 평가지표도 질적인 평가로 전환되었다. 이제 더 이상 사회복지 예산의 증액에 반대만 해서는 안 된다. 앞으로는 110세의 부모님을 80~90세의 자녀가 부양해야 되는 시대가 오기 때문이다. 60이 넘으면 내 한 몸 건사하기도 힘든데 80이 넘은 고령의 나이에 누군가를 케어한다는 것은 현실적으로 어려운 일이다. 2003년 노무현 대통령이 말했듯이 "이제 노인은 개인의 문제가 아니라 국가가 책임져야하는 시대"이다.

2018년 고령 사회로 접어든 사회를 살면서 치매 문제는 더 이상 남의 문제가 아니라 우리들의 문제로 실감하게 되었다. 치매국가책임제가 실시됨으로써 전국에 치매안심센터가 설립되어 환자 본인과 가족들의 기대감도 높아지고 있다.

현재 세계적으로 치매 케어는 영국의 톰 킷우드(Tom Kitwood)의 본인 중심의 케어(Person-Centred Care)를 중시하고 있다. 환자와 대할 때 천천히 시간적인 여유를 가지고, 친숙한 장소나 안심할 수 있는 환경이 바탕이 되어 환자 본인의 속도에 맞추고 서로 눈을 마주하며 비언어적인 소통 방법을 중요시하고 있다.

미국의 로널드 레이건 대통령은 은퇴 이후 목장에서 말을 타다가 떨어졌다. 순간 머리가 땅에 꽝 하고 부딪혔다. 그런 다음부터 치매가 확 일어나기 시작했다. 어떤 방법으로든지 머리를 보호하여야 하는 이유이다.

앞으로는 이용자의 삶의 기쁨과 행복, 의욕, 희망을 이끌어 내고 정서적 지지를 높여주는 목표 지향적인 사회적 생활 모델로 변화되어 가고 있다. 그런 의미에서 지역포괄시스템 도입과 개별적 지원 코디네이터 역할을 할 수 있는 사회적 지원 네트워크의 구축도 필요하다고 본다.

내 인생에 치매란 없다. 진정으로 바라고 소망하는 희망사항이다. 세상에 공짜로 얻어지는 것은 없다. 있으면 그것은 쉽게 없어지거나 속절없이 흘러가 버린다.

아침 방송에서 이문세의 '가을이 오면'이 흘러나왔다. 마지막 여름비인지 아니면 시작되는 가을비인지 새벽부터 비가 온다. 이제 9월이다.

치매도 안 걸릴 뿐더러 내 몸이 모두 건강하고 팔팔하게 유지되도록 먹는 음식도 균형 잡힌 식사로 적당량을 섭취하고 운동으로 체형을 가꾸며 스트레스 없는 자신만의 삶을 완성하여 한번 우아하게 살아보자. 세상 그 무엇도 세상 그 누구도 부럽지 않도록.

4. 나와 다른 사람을 자주 만나자

순간들을 소중히 여기다 보면, 긴 세월은 저절로 흘러간다.
- 마리아 에스워스

고인 물은 썩는다. 삶을 흐르게 하자

휴전선에 삼팔선이 그어진 이래 남과 북은 오랜 분단의 시간 동안 많은 갈등을 겪었으나 분단의 비극과 상처를 치유하기 위한 대화와 교류 노력도 꾸준히 진행해왔다. 1953년 6·25 전쟁 휴전 이후 다시 대화를 시작한 1971년부터 남북 당국은 공식적으로 700회를 넘나들어 만났다.

폐쇄적 사회인 이유로 현재 북한의 노령인구를 알기는 어렵다. 하지만 그곳에도 노인이 있다. 치매 환자도 존재한다. 문제는 우리처럼 체계적인 관리가 어려운 실정이다. 워낙 먹고사는 문제가 눈앞에 직면하다 보니 복지는 거의 손도 내밀지 못하는 것이다. 북한을 언급하는 것은 다소 예민한 문제이지만 통일은 우리의 과제이고 그렇다면 북한의 노인 문제도 문제일 수밖에 없다.

지금 당장 우리가 직접적으로 손을 쓸 사항은 아니지만 점차적으로 도움의 손길을 북한은 반드시 필요로 할 수 있다고 본다. 그러기에 앞서 우리나라의 복지 체계가 바로 서야 하는 것이다.

우리의 관심이나 행동은 거의 매일 흡사하다. 매일 만나고 헤어지는 사람도 같고 출근하고 퇴근하는 직장도 같고 일과 시간이 아닌 장소에서 직면하는 과제들도 한결같다. 우리는 다름을 낯설어 한다. 그러기에 도전이나 모험 또한 싫어한다.

현재와 다른 일을 할라치면 두려움이 먼저 앞서는 것이다. 어릴 때부터 우물 안 개구리로 사는 것에 길들여져 있는 탓이다. 달걀을 반드시 깨고 나와야 병아리가 되듯이 생각을 바꾸어야 삶에 변화가 일어난다. 매일 같음만을 반복하지 말고 이제는 우물에서 나와야 한다. 특히 어르신들이.

도심의 전철은 노인들에게 무료다. 지자체마다 다르지만 내가 거주하고 있는 홍성군도 올해 7월부터 버스비가 무료가 되었다.

지하철 탑승자 가운데 고령자의 비율이 전체 인구에서의 고령자 비율보다 약간 더 높다고 한다. 노인들은 활동 반경이 적고 신체적인 제약으로 계단이 많은 지하철에 접근하기 어렵다. 아직 50대인 나도 지하철을 타기 위해 꼭 오르고 내려야 하는 계단은 부담으로 다가온다. 특히 내려가는 계단이 더 힘들다. 그런데도 탑승자 비율이 그렇게 높은 것은 무료이기 때문이 아닐까? 버스비가 무료로 되면서 시장이나 마트에서 물건 살 일이 생기면 며느리들이 시어머니를 시킨다는 우스갯말도 풍문으로 들린다. 항상 그렇듯이 사실일 수도 있는 소문이다.

집은 답답하고 마땅히 갈 곳도 없는 노인들이 점점 늘어나고 있다. 시골에서는 어르신들이 경로당을 많이 이용한다. 지금 전국에서 운영되는 경로당이 6만 6천 곳 정도가 된다. 행정 리인 마을마다 거의 존재한다. 젊은 노인들이 65세가 넘으면 경로당에 가입은 하지만 낮 시간의 대부분을 동고동락하는 고령자와는 달리 아직은 생활 전선이나 기타 이유 등을 들어 함께 하지 않으므로 경로당의 고령화 현상은 심각하다. 그러니까 70대의 어르신이 경로당에서는 막둥이 취급을 받으며 형이나 언니들이 시키는 허드렛일을 하고 라면도 끓이고 밥도 한다.

지금 현재 경로당은 다른 시설과 달리 상주 직원이 없다. 이용자들인 어르신들이 자율적으로 운영하는 시설이다 보니 관리도 허술할 뿐더러 경로당에서 마땅히 할 일이 없다. 텔레비전을 시청하거나 화투 등으로 하루를 보낸다. 일주일에 한두 번 정도 노래나 체조 교실처럼 판에 박힌 프로그램이 전부다.

어르신들이 집에서 무료하게 있지 않고 맘껏 경로당에서 노년을 즐길 수 있도록 하여야 한다. 경로당의 효율적인 운영을 위하여 상주하는 직원을 두고 어르신들께 도움을 주면서 즐거운 일상을 꾸려갈 수 있게 하면 어떨까? 예를 들면 지역의 어린이집이나 초등학교 아이들이 경로당에 와서 전래동화를 듣거나 놀이를 배우고 동네 텃밭에 나가서 함께 농작물을 가꾼다. 고등학생이나 대학생들이 어르신들을 위한 프로그램을 기획하고 운영하는 사례도 좋지 않을까 한다. 수시로 바뀌는 입시제도에도 불구하고 부작용이 뒤따르는 서열형 학교를 배제하고 맞춤형 교육을 해보면 어떨까. 서열형으로 줄을 세우니까 아이들이 좋은 대학에 가기도 힘들지만 좋은 대학을 나와 취업하기도 힘들다. 그렇게 하지 말고 꼭 대학을 안 가도 성실히 살 수 있는 사회를 만드는 것이다. 아무리 노력해도 진척이 없는 일자리 문제가 그것이다. 쓸데없는 건 아니지만 일반 공무원보다는 보건복지 공무원을 늘리고 지역사회 차원의 일자리를 만들어 청년 일자리 창출도 하고 노인 복지 문제도 해결하면 일석이조가 아닌가?

한국의 샤갈 '해리 리버만'이 나오기를…

몇 해 전부터 서울 지역을 중심으로 운영되고 있는 개방형 경로당 운영이 그것이다. 경로당의 유휴공간을 지역사회에 개방해 주민과 함께 교류하는 사랑방으로의 변신이다. 교육, 문화, 예술의 공간으로 변화시키는 사업이다. 경로당이 어르신만의 여가 공간에서 벗어나 지역 주민 누구나 함께 공유하는 지역 커뮤니티 공간으로 변신하는 것이다.

미술평론가들 사이에서 미국의 샤갈로 불려온 '해리 리버만'은 화가였다. 그는 은퇴 후 노인학교에 나가서 잡담을 하거나 체스를 두는 것이 고작인 그저 그런 노인이었다. 어느 날 장기 둘 상대가 없어 그냥 멍하니 있는데 한 젊은이가 지나가다가 이렇게 말했다.

"할아버지, 그렇게 앉아 계시느니 그림을 그리시는 거 어때요?
"내가 그림을? 나는 붓을 잡은 적도 없고 잡을 줄도 모르는데……."
"그야 배우면 되지요?"
"그러기엔 너무 늦었어. 나는 이미 일흔이 넘었는걸."

그러자 젊은이는 배우는 데 나이가 문제 될 게 뭐냐며 화실에 가서 구경이라도 하고 오라고 권했다. 리버만은 달리 할 일도 없어서 그냥 소일거리 삼아 화실로 향했다. 그런데 이게 웬일인가? 화실에 들어서서 도화지며 물감을 보는데 돌연 어린 시절 뛰어 놀았던 폴란드 고향 마을을 그리고 싶은 욕망이 샘솟았다. 76세에 처음 붓을 들고 81세에 본격적으로 수업을 받기 시작해서 그렇게 그는 얼마 후 유명 화가가 되었다.

60이 되어서도 '은퇴했는데 뭘 할 수 있겠어? 눈도 침침하고 머리 회전도 이젠 안 돼.'라고 생각하는 사람들이 있는가 하면 그는 81살에 미술을 시작하여 101살의 나이에 22번째 전시회를 마지막으로 1983년 103살에 행복한 삶을 마감하였다. 이제 60은 새로운 시작의 시발점이다. 이제 어르신들이 몇 분 안 되는 경로당도 많아지고 있다. 기존의 경로당을 복지관으로 바꾸어서 어르신들과 지역 주민과 함께 어울릴 수 있는 소통 창구가 되면 어떨까? 혹시 아는가? 한국의 샤갈 '해리 리버만'이 나올는지. 아니, 한국의 샤갈이 나오기를 간절히 기대한다.

나와 다른 사람을 자주 만나자. 그러기 위하여 소통이 중요하다. 머지않아 노년층으로 접어드는 베이비붐 세대의 노년은 어떤 모습일까? 현재 노년 세대에 비해 학력도 높고 자아실현의 욕망도 강한 그들은 '뒷방 늙은이'로 여겨지기를 거부하며 그럴 수도 없다. 그러기엔 너무 젊다.

노년에도 웃고 살려면 일단은 집을 나서자. 이제 어르신들도 변하여야 한다. 그저 마을에서만 상주하지 말고 아름다운 국토로의 여행을 추천한다. 많이 웃고 즐겨야 치매 예방에도 좋다. 그러면 어떤 어르신이 자신도 가족도 힘들게 할까? 돈쓰기 싫어서 안 돌아 다니는 어르신이다. 이분들은 삶의 질이 떨어질 뿐더러 각종 질환에 걸릴 확률도 높다. 나를 가장 잘 아는 사람은 바로 나다. 나를 가장 잘 이해하고 인생 굽이굽이 고생한 것을 아는 것도 나다.

그러므로 나에게 보상해주는 삶이 필요하다. 자식이 모든 것을 알고 보상해주리라는 것은 어리석은 생각이다. 바로 지금 나에게 상장을 주자.

경로(敬老)란 노인을 공경하는 태도를 말한다. 그런데 노인들끼리만 모여 있는 곳에서는 경로의 주체를 어떻게 정해야 될지 애매하다. 모두 대접만 받고 싶어 하는 경직된 관계에서 벗어나 서로의 원기를 북돋워주며 힘이 되는 가운데 가족들을 위해 헌신하느라 드러나지 않았던 잠재력을 일깨울 수 있는 커뮤니티가 이제는 절실한 시점이다. 모든 짐을 벗어버리고 나의 자아를 깨워 지역사회를 위하여 힘을 보태보자. 아마도 어르신들의 생애 경험이 공동의 소프트웨어로 축적되어 세대를 넘어서 문화의 발효가 일어나는 역사가 되지 않을까? 그곳에서 우리는 누구도 피할 수 없는 운명인 늙음을 경외할 수 있기를 간절히 바라는 바이다. 먼지가 되어 흩어지고 날아갈 유한한 생명이기에…….

기타 치매 원인질환 ①

치매에는 여러 가지 원인질환이 있다. 대표적인 원인질환으로는 알츠하이머병이 있으나 이 외에도 치매를 일으키는 질환은 많이 존재한다.

파킨슨병으로 인한 치매

파킨슨병은 가장 흔히 운동이상 증상을 야기하는 퇴행성 질환이다. 파킨슨병은 뇌간에 있는 흑질(Substantia Nigra)의 도파민 분비세포가 손상되어 운동 및 다양한 증상이 발현되는 만성퇴행성 질환으로, 흑질의 세포를 살펴보면 루이소체를 가지고 있는 세포를 발견하게 되어 루이소체와 연관된 질환으로 여겨진다. 도파민 세포의 손상 원인은 아직 명확히 밝혀져 있지 않으나 유전과 환경적 인자가 함께 작용할 것으로 생각하고 있다.

65세 인구의 100명 중 1명꼴로 이 병이 나타나며, 대표적 노인성 운동장애다. 운동완서(Bradykinesia), 운동범위가 감소하고(Hypokinesia), 경직(Rigidity), 떨림(Tremor)이 동반된다. 운동감소증으로 인하여 운동시작의 곤란을 보이고(Difficult Initiation Of Movement), 얼굴 표정이 없으며(Expressionless Face), 눈 깜빡임 횟수가 줄어들며(Diminished Blinking), 글을 쓸 때 글자의 크기가 적어지는 소자증(Micrograph)이 발생하며, 연하곤란(Swallowing Difficulty)으로 인한 침흘림(Drooling) 등이 나타날 수 있다. 경직(Rigidity)은 톱니바퀴 양 경직(Cogwheel Rigidity)이라고 불리는 특징을 보이며, 심한 경우 수동운동(Passive Movement)에 대해 심한 저항을 보일 정도로 진행되기도 하고, 앞으로 구부정한 굴곡성 자세(Flexion Posture)가 동반되기도 한다. 떨림은 가만히 있을 때 더 심하게 떨리는 안정 시 떨림(Resting Tremor)이 특징적이며 처음에는 한쪽 팔에서 시작되었다가 차츰 팔 다리, 얼굴과 혀로 퍼져나가며 스트레스로 인하여 악화되기도 한다. 체위성 저혈압(Postural Hypotension), 변비(Constipation) 등의 자율신경계 증상(Autonomic Symptom)이 발생될 수도 있다.

일반적으로 파킨슨병에서의 치매 발생률은 35~55% 정도인 것으로 추정되고 있다. 치매의 정도는 경도 혹은 중등도이며 피질하 치매의 특징을 보인다. 헛것을 보는 환시 증상과 하루 중에도 정신이 맑았다가 혼돈 상태에 빠지는 등 치매 증상의 변덕이 심하다. 우울증이 자주 동반되며, 수면 중 잠꼬대가 심하고, 때로 꿈의 내용이 몸으로 표현되기도 한다.

진행성 핵상마비(Progressive supranuclear palsy : PSP)

진행성 핵상마비의 흔한 증상으로는 보행의 불안정, 구음장애, 균형장애에 의한 잦은 넘어짐, 연하곤란 등이 있다. 이 중에서 보행과 균형장애에 의한 잦은 넘어짐은 병의 초기에 나타나며 환자들이 다치게 되어 환자가 가장 불편하게 생각하는 부분이다. 또 독특한 특징으로 수직안구운동에 장애가 생기거나, 눈이 침침하고 물체가 겹쳐 보이는 증상, 안구진탕(Nystagmus) 등의 안구 증상이 나타난다. 레보도파 및 도파민 효현제 등의 약물에 증상 개선이 병의 초기에는 약간은 기대되나 대부분은 의미 있는 개선이 어렵다. 빠른 진행을 보이며 치매 증상이 병의 후반기에 나타난다.

출처 : 보건복지부 중앙치매센터 홈페이지
중앙치매센터. (2017). 치매 소양기초공통교육 교재.

5. 치매로 인해 모든 것이 무너진다면

> 시간을 도구로 사용할 뿐, 시간에 의존해서는 안 된다.
> 시간이 모든 것을 해결해 줄 것이라 기대하지 말고, 시간을 주도하라.
> - 존 F. 케네디

삶의 원칙과 고갱이는 버리지 말고 지키는 지혜를

한 사람의 일생을 한마디로 평가하기는 쉽지 않다. 그가 누구든 인간의 삶 자체가 워낙 다층적이라 어느 측면을 보느냐에 따라 평가가 달라지기도 한다. 하지만 누구든 한평생을 관통하는 삶의 원칙과 고갱이는 있기 마련이다.

행복한 노년을 위하여 하지 말아야 될 일과 꼭 해야 할 일이 있다.

G 어르신은 그 옛날에도 서울에서 대학을 졸업하고 곧장 공무원이 되어 정년퇴직을 했다. 문제는 그 이후다. 아들이 사업을 한다고 해서 퇴직금을 일시금으로 받아 모두 아들에게 주고 자신은 살던 곳에서 농사를

지으며 살았다. 어느 하루 찾아온 아들과 며느리가 사업이 어려운데 이번만 도와주면 성공한다 하고 눈물로 호소했다. 할 수 없이 그 농토마저 담보대출을 받아 주었다. 결말은 '모두가 망했다.'이다.

아들은 빚으로 쫓기는 신세가 되었고 살던 집마저 은행에 내준 갈 곳을 잃어버린 부모님은 재산 한 푼 주지 않은 딸집에서 살고 있다.

노년에 꼭 하지 말아야 할 첫째가 자녀에 대한 재산의 사전 증여라고 한다. 돈이 충분히 많다면야 아무런 상관이 없을 테지만 대부분의 현재 어르신들은 가난으로 시작한 삶으로 인하여 생활유지비와 교육비를 충당하다 보니 자신의 여유로운 노후 준비를 하지 못한 것이 사실이다. 그렇다 보니 남은 것은 사는 집과 약간의 부동산 재테크와 예금이다. 모두를 자식에게 증여해주고 나면 자식들이 부모님을 모시면 괜찮지만 그렇지 못할 경우 곤란한 지경에 빠진다. 결코 행복한 노년을 보낼 수 없을뿐더러 병이라도 찾아드는 날이면 내 마음은 물론 내 몸도 갈 곳을 잃어버리게 된다.

함께 근무하다 90년대에 퇴직한 선배님 두 분의 예를 들고자 한다. 편의상 A와 B 선배님으로 부르기로 한다. A 선배는 퇴직금을 일시불로 받아 모두 아들에게 주었다. 그런데 B 선배는 고심 끝에 반은 일시불, 반은 연금으로 받았다. 두 선배는 집도 같은 면, 같은 리에서 산다. 사는 곳이

한동네이다 보니 아들끼리도 선후배 관계다. 처음 퇴직했을 때 B선배의 아들은 아버지에 대해 서운한 마음을 노골적으로 나타냈다. 그런데 지금은 어떨까? A 선배는 허구한 날 집에서 마늘님의 눈치 속에 무엇을 하여야 할까 숨죽이며 살고 있고, B 선배는 그나마 반은 연금으로 받아 경로당에 가서 내기 고스톱이나 윷놀이를 하며 여생을 보내고 있다고 한다.

대한민국의 자녀사랑은 유별나다. 그야말로 금쪽같은 내 새끼다. 그러나 과한 자녀사랑은 나중에 자녀에게 오히려 화가 될 수도 있다. 특히 교육에 있어서는 더욱 그렇다. 정부의 교육 과정에 더 문제가 많은 것이 사실이다. 창의력과 논리력을 키워주고 올바른 인성 교육을 토대로 해야 되는 것이 교육인데 문제풀이와 암기식 공부법과 성적 사열식 교육으로 남다른 재주가 있음에도 공부를 못한다는 이유로 인생 낙오자 취급을 받는 경우도 있다. 갖가지 일에 맞춤형이 유행인데 교육이야말로 맞춤형이 필요한 시점이다. 그러나 예부터 내려오는 교육 과정을 한꺼번에 뜯어고치기는 어렵다. 이제부터라도 우리의 노력이 필요한 부분이다.

자녀는 젊다. 열심히 성실히 일하고 도전하면 성공할 수 있는 무한 가능성을 지니고 있다. 그에 비해 부모님은 충분한 부자가 아니라면 사전 재산 증여는 신중을 기해야 한다.
이제는 부모 자식 사이에 효도는 없다. 부모님을 모시고 사는 세대도 우리 세대가 마지막이다. 이제는 우리도 자식과 함께 살려 하지 않고 자식들도 우리를 모시고 살려 하지 않는다. 그러다가 집안에 치매 환자가 생기면 가족들의 정상적인 생활에 제약을 준다. 여유자금이라도 있다면 간병인을 쓸 수 있지만 그렇지 않으면 문제가 생긴다.

인생 2막을 준비한 당신에게 건강 관리를 당부한다. 좋은 사람들과의 원활한 삶을 살면서 치매 없이 아름다운 것과 소중한 것들을 느끼며 절대로 치매로 인해 모든 것이 무너지는 일이 없기를 간절히 빌어본다.

전국 최초 치매안심센터 분소 운영

우리 홍성군은 치매국가책임제 계획에 발맞춰 치매 예방에서 돌봄까지 토털 치매 케어 서비스를 제공하고 있다. 전국 최초 치매안심센터 분소 운영을 위하여 지역 보건지소에 치매전담 공무원을 발 빠르게 배치하였다. 치매전담 공무원을 통하여 이제 치매는 가정을 넘어 사회의 돌봄이 필요한 시점이라는 시대정신에 발맞추는 치매 환자 관리를 하고 있다. 지역 특성에 맞는 치매 사례 관리를 꾸준히 하고 있다. 또 환자들에게 도움이 될 만한 정책을 지속 발굴해나가고 있다. 60세 이상 관내 어르신을 대상으로 치매 상담부터 조기 검진, 진단, 치매 예방 프로그램 등의 서비스를 제공한다. 보건지소에 배치된 의사, 한방의사와 업무 연계를 통해 건강 관리 서비스도 병행해 제공할 계획이다.

치매안심센터에서는 맞춤형 인지 프로그램 운영, 치매 치료 관리비 지원, 조호물품 제공, 가정 방문·전화 서비스 등을 통한 사례 관리, 치매 인식 개선을 위한 교육 및 치매파트너 양성, 헤아림 가족 교육, 자조모임 지원을 통한 치매 환자 가족 지원사업도 펼치고 있다.

한편으로는 치매 안심면 운영 및 원스톱 치매 진단 서비스를 도입하여 일부 면을 중심으로 사업을 진행하고 있다. 치매 안심 면은 지난 2016년 부터 지역 현황을 파악하기 위해 전수 치매 조기 검진을 실시해 환자를 발견하고 대상자별 맞춤형 서비스를 제공하는 '치매 친화적 안심공동체' 를 지향하는 사업이다.

자체 전문 인력이 치매 진단을 위한 결정적인 검진인 신경인지검사 (CERAD-K)까지 실시하고 있으며, 협력의사·병원을 통해 감별 검사(CT, 혈액검사, MRI)도 무료로 제공하고 있다.

그 밖에 '재능 나눔 감동 더함'사업을 위해 자원봉사 강사 18명을 위촉하여 현재 사업이 진행 중이다. 자원봉사자들은 인지놀이지도자 1급 자격증을 소지한 단체로 2~3명씩 팀을 구성해 치매 환자가 있는 가정이나 경로당을 방문해 인지 기능 향상을 위한 프로그램을 진행하고 있다.

치매는 그 자체가 하나의 질환을 의미하는 것이 아니라 여러 가지 원인으로 인한 뇌 손상에 의해 기억력을 위시한 여러 인지 기능의 장애가 생겨 예전 수준의 일상생활을 유지할 수 없는 상태를 의미하는 포괄적인 용어이다. 치매는 일단 정상적으로 성숙한 뇌가 후천적인 외상이나 질병 등 외인에 의하여 손상 또는 파괴되어 전반적으로 지능, 학습, 언어 등의 인지 기능과 고등 정신 기능이 떨어지는 복합적인 증상을 말한다.

치매에 걸린 어머니와 딸이 손을 꼭 잡고 방문했다. 사연인즉슨 치매로 인하여 기억력 장애와 인지력 장애를 격고 있는 어머니가 요즘 들어 몇 번이나 외출 후 집을 못 찾아 왔다는 이야기다. 다행히도 동네 어르신이 금방 발견하여 가족에게 연락을 주어서 별일 없이 넘어갔지만 앞으로가 문제였다. 요즘에 특히나 실종 노인에 대한 뉴스를 자주 접하는 것도 불안하게 다가왔다.

실종치매노인지원사업을 경찰서와 연계하여 치매 노인의 실종을 예방하고, 실종시 신속하게 대응하기 위해 정부와 각 기관에서는 많은 고민과 노력을 하고 있다. 그 중에서도 중앙치매센터와 치매안심센터에서 실시하는 실종치매노인 지원사업과 경찰청에서 실시하는 치매 노인 GPS 보급 사업, 지문 등 사전등록제, 국민건강보험공단에서 실시하는 배회감지기 보급 사업 등이 있다.

치매는 그로 인하여 직접적으로 죽고 사는 병은 아니다. 우리나라의 10대 사망 원인 중 치매는 들어 있지 않다. 치매에 걸렸다고 해서 금방 죽는 그런 병이 아니란 얘기다. 생명에 직접적인 위협을 주는 병이 아님에도 불구하고 모두가 두려워하는 까닭은 영혼을 갉아먹기 때문이다. 살아 있으되 영혼은 내 영혼이 아닌 것이기 때문이다.

　치매하면 많은 사람들이 단순히 기억만 하지 못하는 병으로 알고 있다. 그러나 그것이 전부가 아니다. 가장 머리가 아픈 것은 발병 초기에는 기억력 장애로 기억만 못한다. 하지만 베타아밀로이드라는 신경독성물질이 뇌세포를 침범하여 급기야 가장 중요한 중추인 나의 이성을 관장하는 전두엽까지 침범한다. 그러면서 성격이 돌변한다. 점차적으로 충동을 억제하지 못하고 가족이나 주위 사람들을 괴롭히게 된다. 이를 기피하면 망상이 일어나게 된다. 현재 치매는 완치 약은 없지만 치료약은 있다. 나도 예외가 될 수 없고 한번 걸리면 모든 것이 무너질 수 있는 병 치매 예방을 위하여 노력을 아끼지 말자.

6. 치매 반드시 예방할 수 있다

> 꿈은 영원한 기쁨이자 결코 다 써버릴 수 없는 재산이고,
> 해가 갈수록 활력을 주는 행운이다.
> - 재클린 케네디 오나시스

찬란하게 빛나는 보석으로

가을의 초입에 비가 내린다. 소낙비인줄 알고 잠깐 피한 비가 한참 동안 쏟아졌다. 어느 순간에 비는 그치고 피한다고 피했건만 어느새 옷은 다 젖은 후였다. 건강도 마찬가지다. 평상시에 관리하지 않으면 어느 순간 병이 되어 나를 괴롭힐 수 있다.

우리가 있어야 할 자리는 어디인가? 자신의 자리를 찾자. 보석을 잘못 놓으면 폐물이 된다. 성경 말씀에는 진주를 돼지에게 주지 말라고 했다. 돼지가 어찌 진주의 값어치를 알 수 있단 말인가? 그저 밟고 지나갈 뿐이

다. 건강할 때 건강을 지켜야 나중에 힘이 없어지면 요양원에서 인생을 보내게 되는 실수를 하지 않는다. 현재 일반적인 요양원의 실태는 '우리에 갇혀 사육사가 던져주는 먹이를 받아먹으며 생존하는 동물'과 다름없는 것이 현실이다. 식사도 많이 먹으면 그만큼 배설량이 많아지니 식사량도 조절한다지 않는가?

어떠한 환경에서는 그늘이었던 것이 환경을 바꾸어보니 빛이 되는 경우도 있다. 찬란하게 빛나는 보석처럼 영원히 변치 않는 한 쌍의 원앙이 되어 치매 없는 세상에서 아름답게 살아가는 꿈을 꾼다. 충분히 가능한 일이다.

"언어는 존재의 집"이라는 하이데거의 유명한 말도 있거니와 이름을 제대로 부른다는 것은 인지되지 못하던 어떤 존재나 현상을 보이게 하는 효과가 있다. 우리 언어를 잃어버리지 말고 기억하며 살기를 원한다.

인생에 있어서 가장 중요한 것은 건강이다. 특히 치매 없는 노년은 더욱더 중요하지 않을 수 없다. 사랑하고 미워했던 지나간 날들의 모든 것을 잃어버리지 않고 기억하는 당신과 나의 모습을 그려본다.

치매는 결코 두려운 것이 아니다. 우리의 작은 버릇부터 생활 습관을 고친다면 충분히 극복할 수 있는 병이다. 현대인의 병 중에 하나가 조급증이다. 조급증은 스트레스와 불안을 가져다줄 뿐만 아니라 빨리와 빨리를 외치다 보니 일을 그르칠 수도 있게 한다. 조급증을 버리고 잠시 숨을 고르고 장기적인 안목으로 미래를 바라보자.

그곳에는 내가 앞으로 얼마일지 모르지만 살아갈 세월의 기쁨과 행복들이 가득 담겨져 있다. 최고의 재산은 그 무엇이 아닌 바로 나 자신임을 깨닫자. 성실하게 차근차근 일하다 보면 반드시 성공의 고지에 도달하듯이 건강도 마찬가지다. 맹자의 어머니는 맹자의 교육을 위하여 3번 이사했다고 한다. 우리는 우리의 건강을 위하여 이사해보자. 가구를 옮기는 이사가 아니라 정신적 신체적 이사를 말한다. 건강의 바다에 이르도록 지금부터 운동과 식습관을 바꾸고 나 자신을 가꾸며 살도록 하자.

인명 구조에서 생사를 가르는 시간을 '골든타임'이라고 한다. 재난 발생 시 골든타임 때의 조치를 보면 선진국과 후진국이 확연히 갈린다.

치매를 이기는 우리의 생활 습관에도 골든타임이 있다. 이미 찾아온 치매를 붙들고 애원해도 치매는 절대 떠나려하지 않는다. 오히려 더 깊이 다가설 뿐이다. 마치 우리가 젊은 날 열렬히 사랑했지만 이별은 선택사항이 아닌 필수였던 것처럼. 찬바람 따라 날아간 파랑새가 언제까지 내게 오려나 기다리는 어리석은 마음은 갖지 말자. 그 파랑새는 결코 오지 않는다.

살면서 우리는 수많은 이별을 경험한다. 싫든 좋든 떠나야 할 때가 되면 떠나야 한다. 어느 시인의 「낙화」처럼 "가야 할 때가 언제인가를 알고 가는 이의 뒷모습은 얼마나 아름다운가." 했지만 아름답게 가야 할 때를 우리가 어떻게 알 수 있단 말인가?

세상과의 영원한 이별인 죽음은 나의 선택사항이 아니다. 하지만 평소에 자기 관리를 잘함으로써 세상과 타협하며 사랑하고 다독이는 시간을 더 누릴 수 있다. 모든 헤어짐에는 이별에 대한 예의가 필요하다. 다시는 보지 않을 것처럼 돌아선 사람들이 나중에 우연이거나 필연적이거나 함께 길을 걸어야 하는 경우도 있다. 특히 사랑은 움직이는 생물이다. 사람은 만나고 헤어지는 것이 곧 일상이다. 이 사람이 아니면 내가 세상에 존재하여야 하는 이유가 없다고 생각될 때도 있지만 그것은 지나고 보면 반드시 그런 것은 아니다. 그 사람이 없어도 나는 너무도 잘살고 있음을 발견하게 된다. 떠난 사랑을 붙들고 있다고 해서 그 사랑은 거의 돌아오지 않는다. 나에게서 이미 떠난 그의 마음을 어떻게 되돌릴 수 있단 말인가? 그저 고통을 견디어 내거나 이별을 감내해야 한다, 그러나 이별은 그렇게 쉽게 이겨낼 수 있는 성질의 것이 아니다. 그러기에 힘들고도 지난한 시간이 지날 때까지 기다려야 한다. 그래서 첫사랑이란 이루어지기가 결코 쉽지 않다고 하는 것일까? 이해관계가 다르고 꾀하는 바가 다르기에 당연한 것이지만 그때는 알 수 없었던 것이 그저 안타까울 뿐이다.

처음처럼 설렘이 있는 삶

우리는 처음 만났을 때의 설렘을 기억한다. 서로를 위하여 손을 모으고 자신의 신에게 올리던 희망의 기도도 기억한다. 부풀어 오르던 일체감의 순간들 또한 기억한다. 그 순간들을 기억한다면 헤어짐이 이다음에 어디선가 마주쳤을 때 인사할 수 있고 부끄러움의 순간이 되지 않도록 노력하여야 한다. 비단 남녀 간의 사랑뿐 아니라 우리 사회에도 부끄러움을 모르는 권력자들이 존재한다. 그들은 자신의 잘못을 인정하지 않고 남 탓으로 일관한다. 자신이 일구었던 빛나던 순간까지도 추한 것으로 만드는 것을 보면서 세월에 대한 겸손함이나 염치와 예의를 차리지 않는 아집을 보는 것은 별로 즐겁지 않다. 겨울이 지나고 어느새 봄이 왔는데도 지난겨울을 붙잡고 목소리를 높이는 그들에게 말해주고 싶다.

'겨울과 봄은 다시 온다. 다시 오는 겨울과 봄은 과거의 그 겨울과 봄이 아니고 새로운 겨울과 봄이라는 사실을 …….' 자신이 지난 시대의 영웅이었다고 해서 자기 삶의 모든 시기를 통틀어 시대를 대변하겠다는 것은 자만이다. 아쉽지만 인정하고 떠날 때를 알아야 한다. 처음 만났을 때 서먹서먹하지만 설레는 마음으로 상대에게 다가갔던 그 아름다웠던 순간들을 추억이란 이름 속에 묻으며 아름다운 이별을 위하여 삶을 가꾸어 나가야 한다. 고통도 받아들여야 한다. 그것이 모든 사랑했던 순간들에 대한 예의이고 또한 이별에 대한 예의이다.

이제는 나를 위하여

행복의 주인공은 반드시 내가 되어야 한다. 지금까지 가족을 위해 살아왔다면 이제부터는 나 자신을 위하여 살아보자. 사람은 자기희생 뒤에 보상심리가 생긴다. 내가 평생 먹고 싶은 것 있어도 안 먹고 입고 싶은 옷 있어도 남편이나 아이들 옷을 사주고 나는 바자회에서 파는 옷 오백 원 천 원에 사서 입고 이날까지 가족을 위해 살았는데 어떻게 나한테 이럴 수 있느냐며 울어도 때는 지나갔다. 누가 그렇게 하라고 했느냐며 오히려 따지고 든다. 이제나마 모든 유혹을 물리치고 바로 나 자신을 위로하고 격려하며 살자. 그러면 우울증도 치매도 오지 않는다. 그동안 둘러보지 못했던 주위의 어려운 이웃들에게도 작은 것이나마 나누며 살면 행복은 몇 배로 늘어난다. 내 가족만을 위한 욕심을 버리고 사회를 돌아볼 때 우리 국가는 더 안전해지고 국민행복지수는 올라간다. 당신이 하염없이 행복하여 축복이 쏟아지는 건강한 삶을 응원한다.

항상 배우고 익히기를 반복하는 사람이 되어보자. 늘 가슴속에 사랑을 지니고 상대와 이웃을 위하여 배려하는 마음과 봉사하는 정신을 가진다면 치매, 반드시 예방할 수 있다.

치매 2

― 안인숙

기억하고 싶지 않은 일

영원히 잊고 싶지 않은 추억을

나의 의지와 상관없이 몽땅 잃어가는 몹쓸 병

살면서 절대 걸리고 싶지 않은 병

그러나 예고 없이 찾아와 나를 망가뜨리는 병

처음엔 건망증이라고 생각했다

가스 불 위에 올려놓은 냄비를 까맣게 태운 것이

벌써 몇 번째인가

누군가와 한 약속을 잊고 "내가 언제?" 하며 한 헛소리 또한 수십 번

"아참!" 이렇게 외칠 때는 차라리 경증이었을까

이제는 머릿속이 하얗게 느껴진다

용기를 내어 기억력 검사를 했다

2차 검사가 필요하다고 한다

가슴이 무너져 내림을 느낀다

기억의 한 조각조차 놓치고 싶지 않은 희망이 무참히 무너져 내린 날

난 기억을 잃어버린 환자가 되었다

내가 가장 사랑했던 너희들을,

당신을 사랑했던 기억조차 뇌리 속에 없는

가여움의 극치다

그래도 나는 희망한다

한 알의 알약을 먹고

긴 무뇌의 터널에서 벗어날 수 있기를

사랑하고 미워하며 제발 살아 갈 수 있기를

그러나 또 희망한다

정말 착한 치매이기를

타인에게 피해나 상처를 주는 못된 치매가 아니기를…….

촛불처럼 타오르는 삶에 대한 미련이

아직도 남아 있음을 누가 알려나?

기타 치매 원인질환 ②

헌팅턴병(Huntington's disease)

상염색체 우성유전을 하는 퇴행성 질환(Autosomal Dominant NeurodegenerativeDisease)으로 이상운동증(AbnormalMovement), 치매(Dementia), 정신증상(Psychiatric Disturbance)을 나타낸다. 청소년기나 초기 성인기에 발병하지만 30대에서 가장 흔히 발생하며 70세를 넘어서면 거의 발생하지 않는 것으로 알려져 있다.

초기에 발생되는 증상으로는 초조, 안절부절, 신경질, 말씨와 글쓰기의 변화, 건망증, 인격 변화, 우울증, 정신병적 행동 등이 있다. 가장 특징적인 운동증상으로는 무도병(Chorea)을 보이는데, 손가락이나 발가락에서부터 발생하지만 경과됨에 따라 머리, 얼굴, 상지, 상부체간에서 특징적으로 나타난다.

인지기능장애는 피질하 치매의 임상적 특징을 보인다.

정신증상은 주로 인격과 기분의 변화가 특징적으로 나타나며, 인격의 변화로는 무감동(Apathy), 이자극성(Irritability), 불안(Anxiety), 충동성(Impulsivity), 억제력 상실(Disinhibition) 등이 있다. 정신질환 특히 주요 우울증(Major Depression)이나 양극성장애(Bipolar Disorder)가 자주 발생되며 조현병

(Schizophrenia)과 유사한 증상이 나타나기도 난다.

수두증 치매(Hydrocephalic dementia)

술에 취한 듯 휘청거리고 몸을 잘 가누지 못하는 증상을 실조증이라고 하고, 뇌실에 뇌척수액 압력이 증가된 상태를 수두증이라고 한다. 뇌실의 뇌척수액 압력이 증가되면 수개월 혹은 수년에 걸쳐 치매(Dementia), 실조성 보행 장애(Gaiting Disturbance), 요실금(Urinary Incontinence)이 특징적으로 발생된다. 피질하 치매의 임상 양상을 보인다. 이러한 증상을 나타내는 대표적인 수두증이 정상압 수두증(Normal Pressure Hydrocephalus)이다. 두부 외상(Head Trauma), 지주막하 출혈(Subarachnoid Hemorrhage), 뇌염(Encephalitis), 뇌막염(Meningitis) 등으로 인하여 지주막 융모(Arachnoid Villi)에서 뇌척수액이 제대로 흡수되지 않음으로써 발생된다. 종양(Tumor), 혈종(Hematoma)으로 인한 뇌척수액 흐름상의 장애로 인하여 수두증이 발생하기도 한다. 이런 경우는 급성으로 발생되므로 뇌압상승을 보이다가 혼수 상태로 이행되지만, 정상압수두증처럼 아급성(Subacute)일 경우에는 의식의 변화 없이 서서히 진행되면서 치매가 동반된다.

소뇌척수위축(spinocerebellar atrophy)

일부 소뇌척수위축(Spinocerebellar Atrophy)에서도 피질하 치매 양상의 치매가 발생할 수 있다.

근위축성 측삭 경화증(Amyotrophic lateral sclerosis : ALS)

운동신경원 질환(Motor Neuron Disease)의 증상으로 사지가 마비되고 주로 경도 내지는 중등도의 치매 증상을 보인다. 초기 증상이 다양하게 발생하는 것으로 알려져 있다. 인격변화(Personality Change)로부터 시작되는 경우가 많고, 픽병(Pick's Disease)을 위시한 전두엽성 치매(Frontal Lobe Dementia)와의 감별이 필요하다.

출처 : 보건복지부 중앙치매센터 홈페이지
중앙치매센터. (2017). 치매 소양기초공통교육 교재.

에필로그

·

치매없는 건강한 노년을 바라며

- 치매상담콜센터(1899-9988)를 통해 24시간 상담이 가능하다. -

치매는 다양한 원인의 뇌 손상으로 기억력·언어력·판단력 등 여러 영역의 인지 기능이 떨어지면서 일상생활에 지장이 나타나는 상태를 말한다. 대표적인 초기 증상은 기억력 장애다. 치매 어르신의 기억력 장애는 경험한 것의 전체 혹은 일정 부분을 잊어버리고, 점차 심해지며, 판단력도 저하된다. 나이가 들면서 생기는 자연적인 노화 현상인 기억력 저하와는 차이가 있다. 또한, 치매는 아직 완치 가능한 치료제가 없는 진행성 질환이다. 그러므로 치매의 진행을 늦추어 주는 약물 치료는 빨리 시작할수록 좋다. 초기에 약물을 사용하면 건강한 모습을 가능한 오래 유지할 수 있다. 중앙치매센터 자료를 보면, 전 국민이 치매를 조기 발견해

진행을 지연시킬 경우 20년 뒤에는 현재 10%인 치매 유병률이 8% 수준으로 낮아질 것이라고 전망한다. 또 치매 초기 단계부터 약물 치료를 하는 경우 5년 뒤 요양보호시설 입소율이 5분의 1로 줄어든다고 전망한다.

중앙치매센터는 현재 65세 이상 국민 중 약 70만 명을 치매 환자로 추정하고 있다. 환자 수는 17년마다 2배씩 증가하는데, 2024년 1백만 명, 2039년 2백만 명을 넘어설 것으로 추정하고 있다. 선진국에 견줘 4배나 빠른 고령화 탓으로 전 세계에서 가장 빠른 속도다. 현재 80세 이상 어르신 4명 중 1명꼴로 치매 환자다. 결혼한 부부의 양가 부모님이 모두 80살이 넘는다면 그중 한 사람은 치매 환자라는 얘기다. 이제 치매는 국민 모두의 문제가 되었다. 이는 국가가 치매를 책임져야 하는 이유이다.

치매는 전 세계적으로도 아직 만족할 만한 치료약이 개발되지 않았다. 이 때문에 약물 치료를 기본으로 하면서 다양한 지적 활동, 인지 훈련과 비약물 치료, 유산소 운동, 사회적 활동이 필요하다. 건강한 생활습관을 실천하면서 적정한 약을 복용하는 것이 중요하다. 이제는 치매국가책임제로 국가가 치매 관리를 돕는다.

치매국가책임제의 핵심은 전국 모든 보건소에 설치된 치매안심센터다. 치매 환자들은 이곳에서 맞춤형 서비스를 받고 있다. 치매 증상이 없어도 우려되는 경우 치매안심센터에서 조기 검진을 받을 수 있다. 더욱 질 높은 서비스 향상을 위하여 계속 노력 중이다.

여름 한철 찬란한 햇살을 받으며 싱싱한 바람에 얹혀 푸르름으로 한들거리던 잎새들이 때가 되어 숨을 고르며 색채를 덧입고 있다. 그러다가 마침내 결실하고 숨을 멈춘다. 나뭇잎은 잠시 단풍이 되어 흔들거린다. 이듬해에 길을 내어줄 또 하나의 준비 과정이다. 그것이 어찌 나무뿐이겠는가. 우리의 노년도 그렇게 온다.

가을이 저만치 가더니 이제 완연한 겨울이다. 이제 늙은 느티나무 잎이 선홍빛이 되어 떨어진다. 남긴 것 하나 없는 그 찬란한 마무리는 노년의 꿈이다. 우리의 두뇌는 움직임 속에서 진화한다. 독선은 멍게처럼 고착 생활을 하며 조건 반사에 따라 움직이는 것과 같다. 습관이나 고집에 따르는 만큼 분석과 판단의 기능이 필요 없다. 강은 앞 물결이 뒷 물결을 거슬러 올라가지 않는다. 노년의 기품은 힘에서 나오지 않는다. 철을 알고 지키는 데서 나온다.

내 나이 어느덧 늙은 철부지! 아름답고 품위 있게 늙고 싶다. 혹시라도 철모르고 버둥댈까 두려운 마음이다. "옛날에는 침묵은 금이다."라고 하였다. 그러나 지금은 침묵은 우울증으로 가는 지름길이다.

혼자서 살 수 없는 세상이다. 서로 간에 도움의 손길이 간절히 필요한 계절! 가까이는 사회적 약자와 불우이웃에게이고 멀리는 북한 주민과 세계 난민에게다. 행복하고 축복된 나의 노년을 위하여 몸과 뇌를 부지런히 움직이며 봉사활동에도 관심을 기울여보자.

물고기처럼 헤엄쳐 다니는 멍게의 유충에겐 뇌가 있다. 정보를 수집하고 분석해 상황에 능동적으로 대처해야 하기 때문이다. 그러나 성충이 되어 바위에 붙어 고착 생활을 하게 되면 뇌가 사라진다고 한다. 조건 반사 기능만 있으면 되기 때문이라고 한다. 뇌는 환경에 대한 정보를 분석하여 적절한 대책을 세우고 수행하기 위해 생기는 셈이다.

온 국민이 치매 없는 건강한 노년을 간절히 응원하는 마음으로 글을 마무리 짓는다.

그대 그런 사람을 가졌는가

– 함석헌

만리 길 나서는 길

처자를 내맡기며

맘놓고 갈 만한 사람

그 사람을 그대는 가졌는가

온 세상이 다 나를 버려

마음이 외로울 때에도

"저 맘이야" 하고 믿어지는

그 사람을 그대는 가졌는가

빙긋이 웃고 눈을 감을

그 사람을 그대는 가졌는가

온 세상의 찬성보다도

"아니" 하고 가만히 머리 흔들 그 한 얼굴 생각에

알뜰한 유혹을 물리치게 되는

그 사람을 그대는 가졌는가

2019년 12월 느티나무가 바라다 보이는 언덕에서

안인숙

참고문헌

‒ 중앙치매센터의 '나에게 힘이 되는 치매 가이드북'

‒ 보건복지부의 '치매 국가책임제 추진계획'

‒ 중앙치매센터의 전문가 칼럼

우울증(박건우)

디지털 치매(구본대)

기억에 대하여(박건우)

치매와 먹거리(박건우)

치매 노인의 꿈(정찬승)

치매 케어의 길(이성희)

성공적인 노화와 치매(박종일)

치매케어를 위한 질적인 삶(이성희)

교양과목으로서 치매의 이해(김근홍)

아밀로이드 뇌 영상에 대하여(임현국)

"치매국가책임제"와 향후 과제(원시연)

치매노인도 운동을 해야 할까?(홍승연)

치매 어르신을 돌본다는 것은?(김춘길)

남의 일이 아닌 내 일이 된 치매(이은영)

당신은 나의 생명의 은인입니다.(박명화)

치매, 이제 희망을 이야기합시다.(이동영)

2030년 대한민국이 최장수 나라가 된다.(박건우)

일상생활에서 할 수 있는 10가지 치매예방법(구본대)

수명이 늘어난 게 아니라 조기 사망이 줄었다.(김성윤)

뇌 운동이 치매 예방에 도움이 되는가? 독이 되는가?(김지욱)

누구도 걸리고 싶지 않지만 누구나 걸릴 수 있는 병, 치매(박신영)

‒ 중앙치매센터의 기타 자료

‒ 한겨레 신문 칼럼

‒ 유트브 채널

KBS창원 / 강의힐링캠핑TV / KBS생로병사의 비밀 / 오늘의 신앙TV방송 등